Verlag Vier Himmelsrichtungen

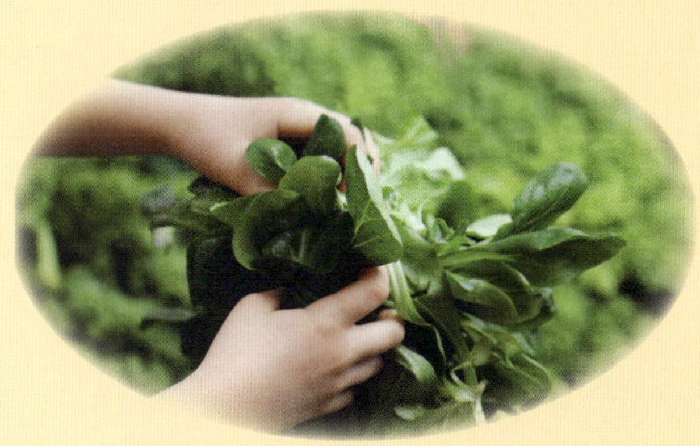

„Das ist der große Schlepper, dieser Stickstoff, des Lebendigen zu dem Geistigen hin. Daher ist dieser Stickstoff im Menschen das Wesentliche für das Seelische im Menschen, das ja der Vermittler ist zwischen dem bloßen Leben und dem Geiste.

Dieser Stickstoff ist eigentlich etwas sehr Wunderbares. Wenn wir seinen Weg im menschlichen Organismus verfolgen, so ist er wieder ein ganzer Mensch. Es gibt so einen Stickstoffmenschen. Könnten wir ihn herausschälen, so würde er das schönste Gespenst sein, das es geben könnte. Denn er ahmt vollständig nach dasjenige, was im festen Gerüst des Menschen ist. Auf der anderen Seite verfließt er auch gleich wieder in das Leben. Da sehen Sie hinein in den Atmungsprozeß. Da nimmt der Mensch durch den Atmungsprozeß den Sauerstoff, das heißt, das ätherische Leben in sich auf. Da kommt der innere Stickstoff, der nun den Sauerstoff hinschleppt überall da, wo Kohlenstoff, das heißt Gestaltetes, webendes, wandelndes Gestaltetes ist; da bringt er den Sauerstoff hin, damit er sich dieses Kohlige holt und hinausbefördert. Aber der Stickstoff ist doch derjenige, der das vermittelt, daß aus Sauerstoff Kohlensäure wird, die Kohlensäure ausgeatmet wird."

Rudolf Steiner, Landwirtschaftlicher Kurs

Teil 1

Die phylogenetische Evolution des Denkens

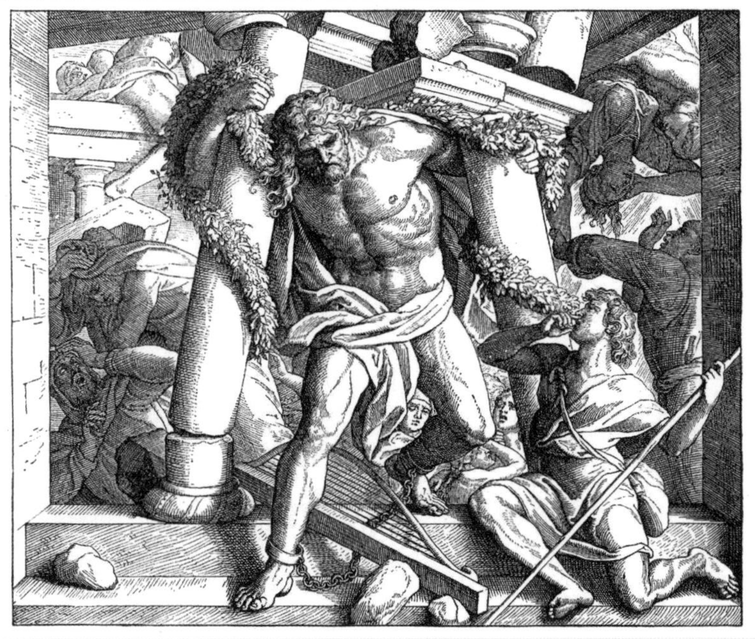

"Er sagte oftmals zu mir, er sei kein Mensch, denn er könne nicht denken."

Friedrich Schiller, Medizinische Schriften

Mit diesen Worten beschreibt Friedrich Schiller das Lebensgefühl seines an Hypochondrie leidenden Freundes Grammont.

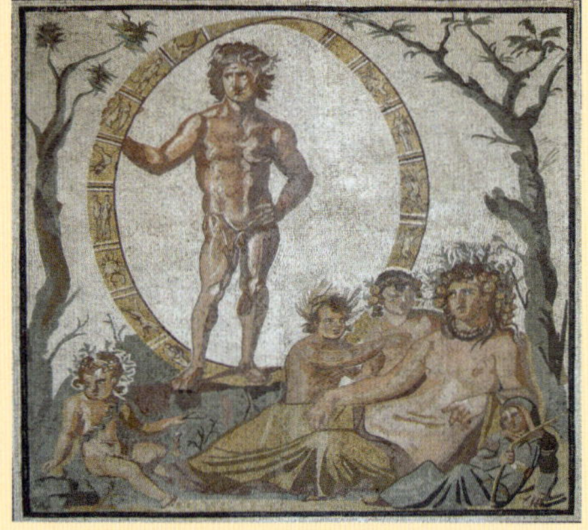

„Gaia jedoch gebar erst einen, der ihr gleichkam: Uranos, den sternvollen Himmel, auf dass er sie überall umfasse und zum festen Grund für die gesegneten Götter mache.“

Hesiod, Theogonie

Aus ihrer Heirat mit Uranos gebar Gaia die Titanen, Kyklopen und Hekatoncheiren. Uranos fürchtete deren Stärke und stieß sie in die Unterwelt. Der Jüngste von ihnen, Chronos, war sehr zornig und hasste seinen Vater.

Als er Uranos tötete, wurde ihm prophezeit, dass die Zukunft dies rächen werde. So wie er seinen Vater tötete, würde sein Sohn ihn der Macht berauben.

Chronos heiratete Rea. Um der Wahrsagung seines Vaters zu entgehen, fraß Chronos seine Kinder. Die Mutter rettete jedoch den jüngsten – Zeus – und brachte ihn nach Kreta, auf dass er später der erste und gewaltigste unter den Göttern werde, über das Schicksal aller Menschen entscheiden dürfe und der Herrschaft seines Vaters ein Ende bereite.

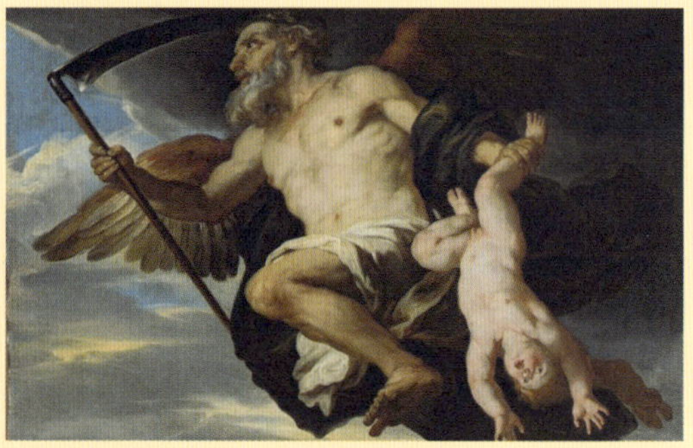

In dieser mythologischen Athmosphäre
sah die griechische Kultur den Ursprung.
Uranos, der Sternenhimmel,
aus dem Chaos entstanden.
Und in dieser mythologischen Vision fängt sie an,
die an die kulturellen Prinzipien gebundene
Geschichte des Denkens.

Wirkung wie Ursache – ‚Denken' erfüllt das Leben jedes Menschen – belebend – in jedem von uns ein inniges Zugehörigkeitsgefühl erweckend. Am Ende, wenn das Rinnen in der Sanduhr sich dem Ende naht, wenn die Hände der zarten Berührungen unfähig geworden sind, wenn die Füße die Frische des Baches nicht mehr genießen dürfen: an dieser Haltestelle, wo einzig die Sehnsucht nach Luft sich wach am Leben erhält, lebt in mir ‚Denken', das denkende Ich.

Lange Zeit aber hat Gaia gebraucht, um in ihrem Mutterschoß ein Organ zu schöpfen, das diese kostbare Aufgabe tragen könne. Ein Organ, gierig greifend nach jeglicher Lebenskraft (es verbraucht 20% unseres täglichen Energiekonsums), den ganzen Körper unter seiner Gewalt (zur Aufrichte) zwingend, den Bedingungen der Gravitation sich entziehend (in seinem hydrostatischen Bett ist sein funktionelles Gewicht auf einige Gramm reduziert). Aus seinem kristallinen, knochigen Koffer schickt es Boten überall in die Peripherie, um die ganze „Oikos-nomie" bis zum winzigsten aller Körperteile seiner Herrschaft zu unterwerfen.

Wie ein allmächtiger Zeus herrscht das Organ des Denkens über die Phantasie der Kinder, über das Streben des Erwachsenen, über die Weisheit des Greisen. Es kann die Welt in einem Augenblick umfliegen, sein Lied in der Luft ertönen lassen, sich freuen auf die für die Hand unerreichbare Liebesberührung. In seinem Wesen bleibt es dabei unverändert.

„Gottgleichheit ist die Bestimmung des Menschen.
Unendlich zwar ist dies sein Ideal:
aber der Geist ist ewig.
Ewigkeit ist das Maß der Unendlichkeit,
das heißt, er wird ewig wachsen,
aber es niemals erreichen."

Friedrich Schiller, Medizinische Schriften

I.1. Die Inkarnation des Denkorgans

Vor etwa 65 Jahrmillionen geschah das Wunder. Die unbesiegbaren Riesen mit ihren Krallen und Giften sind auf einmal verschwunden. In einer heute noch nicht erklärbaren Art nähert die Kreideepoche sich ihrem Ende.

Argentinosaurus, mit seinen hundert Tonnen Körpergewicht, *Mosasaurus,* als unzerstörbarer Held der Meere, sie verschwinden.

Ein kleines Wesen jedoch verbleibt, ein 150 Gramm schwerer Zwerg: *Purgatorius.* Er verzeichnet für sich zwei bemerkenswert innovative Qualitäten:

- Auf der einen Seite trägt er Falten in seinem Gehirn: sein Energiekonsum drängt ins Schädelinnere und das Wachstum des Gehirns verlangt mehr Oberfläche – sie faltet sich.
- Mit anderen Genossen teilt er zudem eine für seine Zeit ebenso innovative Fähigkeit: Wie die Natur ihn selbst in ihrem Schoße birgt, birgt er seine Nachkommen in seinem Leib. Er gebiert sie lebendig und ernährt sie aus dem eigenen Blut. *Purgatorius* – eines der ersten Säugetiere.[1]

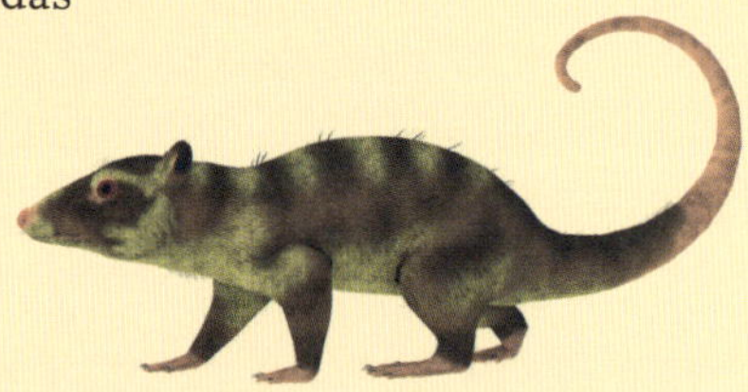

Auf der andere Seite bleiben seine Zähne fähig, jede Nahrung zu verzehren, Insekten, Körner etc.. Aus allem gewinnt er Lebensenergie.

Bei der Gattung *Purgatorius* findet man schon das Grundelement der Entwicklung der Säuger. In seinem Ätherleib verdichtet sich der Klang der Natur, einhergehend mit einem Drängen der Nervenkräfte aus dem Rückenmark zum Gehirn hin. Unter diesem Druck setzt sich die Faltung der Gehirnoberfläche fort.

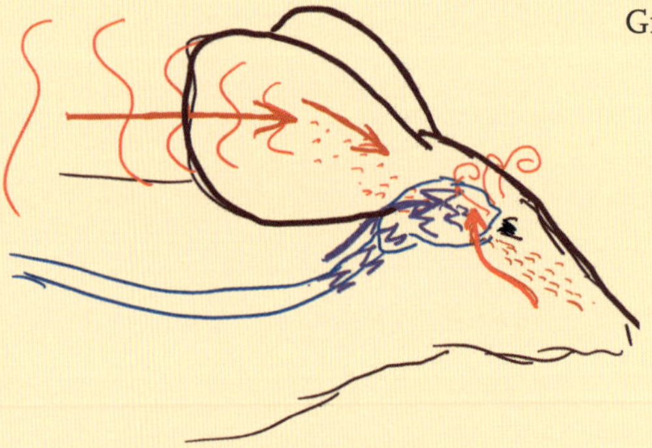

1 | Verständlicherweise beinhalten die Reproduktionsbilder in der Paläontologie ein erhebliches Ausmaß an spekulativen Aspekten, mit dem Ziel, eine nachvollziehbare Erscheinung vom Wesen zu vermitteln. In der Realität konstruieren die Paläokünstler diese Bilder aus den einzigen tatsächlichen Überbleibseln, den fossilisierten Knochen. Der Einblick in die ätherische Dimension vermittelt die reele Erscheinung des damaligen Wesens, auch von den nicht fossilisiert gebliebenen Körperteilen. Ein Merkmal des Purgatorius war das ausgeprägte Wachstum der Ohmuscheln zugunsten der Klangaufnahme, ähnlich wie bei den modernen Fledermäusen.

Es kombinieren sich drei Kräfte in einer gemeinsamen Dynamik:

- Aus dem Rückenmark her drängend fördern die Nervenkräfte das Wachstum des Gehirns.
- Aus dem Ätherleib her kommend impulsieren die Klang/Gehör – Prozesse innerhalb des Gehirns selber die Differenzierung der verschiedenen Areale (Spezialisierung). Sie verbinden sich mit den Kosmoskräften.
- Geruch/Geschmack – Impulse fördern im Gehirn die für sein Wachstum erforderlichen Wärmeprozesse, auf das Frontalhirn fokussiert.

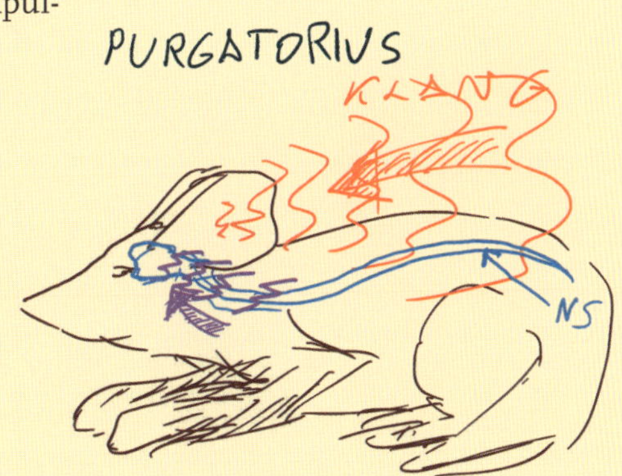

Nach einem kurzen Aufschwung zu den Vogeltieren, deren Gehirn keine Falten aufweist, gedeihen und verbreiten sich die Säugetiere auf der Erde. Die ersten Pferde, Elephanten, Hundearten etc. vermehren sich auf dem ganzen Globus. Wie ein Erbe verbleibt der Impuls des kleinen Tieres – in seiner Größe bescheiden und auch omnivor: pflanzlicher Zucker und tierisches Eiweiß bringen ihn stetig weiter.

Kurz darauf (nur 8 bis 10 Jahrmillionen später) erscheint *Plesiadapis.*

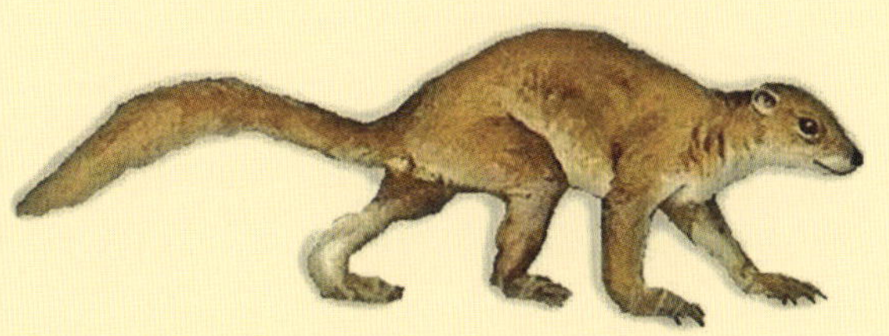

Die moderne Paläontologie schaut die Natur seiner Augen, seiner Krallen und sieht an ihm, wie die Linie der Säugetiere sich langsam auf die Baumwelt richtet. Die Geschichte der später auftretenden Primaten beginnt.

„Das Wesen sucht das Licht –
wie der Fisch, dem Wasser entsteigend, das Helle suchte,
wie das Reptil auf seinen zwei riesigen Beinen
seinen Kopf über die Erde erhob.“

In diesem Moment entschieden sich manche Tiere, deren Wurzel direkt in der reptilianischen Natur verankert blieb, für die körperliche Leichte und verzichteten dabei auf das Denkorgan: die Vögel. Andere, die Säuger, ergaben sich (körperlich) der Schwere und fanden einen anderen neuen Weg, um Licht und Leichte zu erlangen mit Hilfe der Entfaltung des Denkorgans: die Faltung ihres Gehirns wurde zunehmend ausgeprägt. Noch lange müssen sie sich gedulden: eines Tages aber werden sie über ihren Kehlkopf Gottes Wort an die Welt verschenken.

Natus homo est, sive hunc divino semine fecit
ille opifex rerum, mundi melioris origo,
sive recens tellus seductaque nuper ab alto
aethere cognati retinebat semina caeli.
Quam satus Iapeto, mixtam pluvialibus undis,
finxit in effigiem moderantum cuncta deorum.
Pronaque cum spectent animalia cetera terram,
os homini sublime dedit caelumque videre
iussit et erectos ad sidera tollere vultus. *Ovidio, Metamorphosis, Libri I*

Immunsystem und Evolution

"Dennoch müssen wir auf der anderen Seite sagen: Die ganze menschliche Gestalt ist angepaßt der menschlichen Wesenheit."

Rudolf Steiner, Okkulte Physiologie

Im Grunde genommen kann man sagen: Sowohl die Körpergestalt der unzähligen Lebewesen, als auch ihre verschiedenen Organe und Funktionen, die im Laufe der Evolution auf unserem Planeten erschienen sind, entsprechen der Wirkung der Immunprozesse, bzw. der verschiedenen Qualitäten, wie sie die Immunsysteme der jeweiligen Lebewesen allmählich entwickelt haben. Diese Qualitäten sind gleichzeitig die Folge der Reaktion des Organismus auf die Reize, die andere Organismen bzw. Substanzen, von der Außenwelt her wirkend, in ihm angeregt haben.

Eine detaillierte Darstellung dieser Phänomenologie sprengt den Rahmen dieses Textes. Wir unternehmen eine schlichte und resümierte Klassifikation.

Diese soll eine neue Perspektive für das Verständnis der Corona-Virus-Erkrankung ermöglichen. (Wir lassen den wichtigen Anteil der Immunprozesse der Pflanzen außen vor und beschränken uns auf die Tierwelt.) Die Entwicklung und Reifung des Immunsystems ist, wie oben angedeutet, die Folge der Auseinandersetzung mit äußeren Erregern:

- Endo- und Ektoparasiten fördern die Ausreifung der humoralen Immunkräfte.
- Bakterien fördern die Reifung der zellulären Immunkräfte.
- Viren erzielen, jenseits der weißen Blutkörperchen, eine tiefere, heute noch nicht formulierte Form der Immunität: die *chromatische intranukleäre Immunkraft*. So kann man ihre Struktur rein aus Nukleinsäure bestehend verstehen.

Diese drei physiologischen Etagen aber bauen aufeinander auf, so dass zum Beispiel die im Kindheitsalter betonte parasitäre Anregung die Abwehrkräfte der nachfolgenden Schritte vorbereitet. Dieser Prozess setzt sich fort, bis hinauf in die virusorientierten Immunkräfte.

Viren haben immer existiert. Ihr Grundpotential findet sich im Astralplan verteilt. Durch die an die Materie gebundenen Anforderungen der Lebensprozesse kann dieses Potential sich zu einer Gestalt verdichten, welche imstande ist, die Grenze zwischen der astralischen und der physisch materiellen Dimension zu überqueren und somit auf die Lebewesen direkt zu wirken. Einmal auf der physischen Seite angekommen, werden sie da bleiben, solange ihre Funktion erforderlich ist. Als Beispiel können wir das Virus der Tollwut beobachten, mit seinem Tropismus zum zentralen Nervensystem, nur bei Säugern aktiv.

Wie erwähnt, ‚entscheidet' das Immunsystem über die Gestalt des Wesens.[1]

1 | Sowohl das Auftreten wie das Verschwinden von Arten folgt einem ‚mathematischen Grundgesetz': es müssen so viele Liter Blut, über so lange Zeit, auf solchem geologischen Areal in einer bestimmten Körpergestalt fließen, bis dass sich eine organische Funktion auf der Erde inkarniert. Dank dieser bestimmten Tierart hat das Immunsystem deren Gestalt modelliert und, nachdem diese Funktion inkarniert wurde, ist die Tierart künftig nicht mehr entwicklungsfähig. Diese Art stirbt somit aus.

Die erste Erscheinung der Menschengestalt in der Weltgeschichte bezüglich der Körperverhältnisse finden wir schon bei der Famile *Prosimia*.

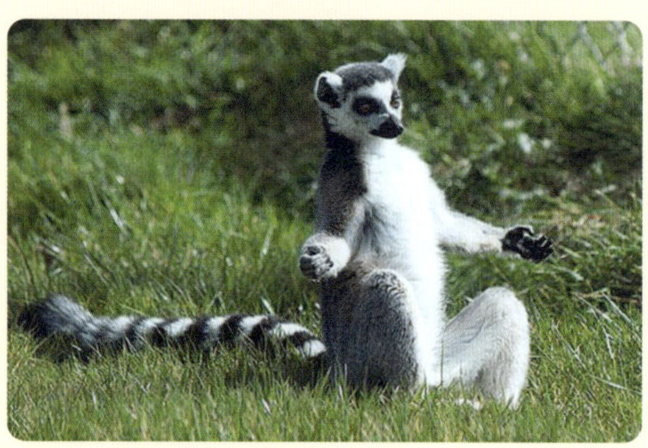

In der paläontologischen Entwicklung findet man als Regel, dass die ersten Vertreter eines neuen Entwicklungsschrittes die Aspekte der Aufgaben dieses paläontologischen Schrittes schon zur Erscheinung bringen, Aspekte, die in den sukzessiven Tiervariationen verschwinden und dann wieder in späteren Arten auftreten, bis diese Aufgabe definitiv errungen wird.

Zum Beispiel haben die ersten Reptilien am Übergang Perm/Trias schon die Aufrichte gezeigt und sogar das Gleitfliegen (*Sharovipteryx*) entwickelt. Diese Funktionen sind dann verschwunden und erst viele Jahrmillionen später in der Jurazeit entfaltet sich die Welt der auf zwei Beinen aufgerichteten Dinosaurier.

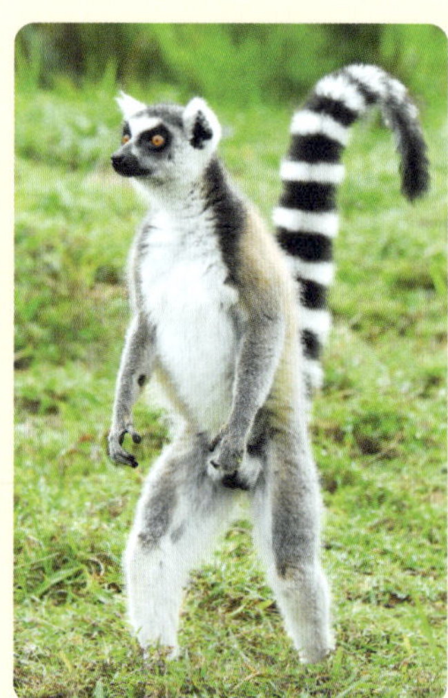

Die *Lemuren* als primitivste Form der Primaten (*Prosimia*) inkarnieren die menschlichen Körperverhältnisse in ihrem eigenen Körper, verzichten aber für diese Herausforderung auf die Herausbildung menschlicher Merkmale des Nervensystems:

- Im Kopfpol bewahren sie einen ‚hundähnlichen' Charakter.
- Im Kaudalpol entfaltet sich die Wirbelsäule in eine harmonische Segmentierung, gekennzeichnet von einem klarem Licht/Dunkelheitscharakter.
- Genauso bleiben die Füße als pelvische Hände noch auf das Baumleben gerichtet.

Einige Jahrmillionen nach *Plesiadapis* sind die *Lemuren* schon auf den Bäumen. Ihre Hände und Füße greifen fest und sicher die Äste über dem Waldboden. Ihre Augen aber wagen den Fortschritt: sie liegen nicht mehr ganz lateral an der Seite des Kopfes, sondern suchen die Frontale. Auf der frontalen Ebene beträgt der Blickwinkel bei den *Lemuren* 10-15 Grad. Dies ermöglicht ihnen schon eine binokulare Sicht in einem Feld von etwa 114-130 Grad, beide Augen, in ihren respektiven lateralen Sichtfeldern kombiniert, erreichen jedoch ein Gesamtgesichtsfeld von 250-280 Grad.

Die Herrschaft über die Baumkrone als Lebensraum haben diese Tiere errungen. Ihr Gehirn – im Vergleich zu dem ihrer Zeitgenossen am Boden (z.B. den Nagetieren) – fängt deutlich an zu wachsen, obwohl die Gehirnfaltung sehr primitiv bleibt.

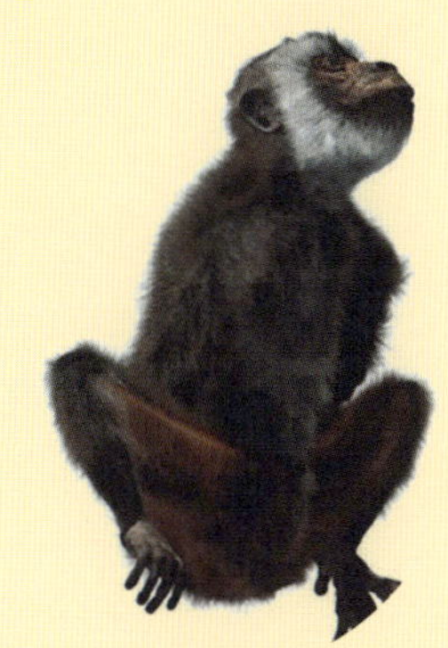

Dann wird es kühler. Der Prozess ist schon angelegt. Das kalte Oligozän lässt im heutigen Raum Ägyptens *Apidium* sein Leben entfalten. Seine Anatomie verrät seinen Lebensstil: die Bewegungsdynamik in den Bäumen sowie seine Ernährung von Früchten. Diese Gattung betrachtet die moderne Wissenschaft schon als zu den Primaten gehörend.

Im Miozän ist es sehr kalt geworden. Im Laufe dieses (Jahrmillionen langen, dennoch kurz gefassten) Geschehens unterliegt die Kombination von Kohlenstoff (C) und Sauerstoff (O_2) in der Luft ziemlichen Schwankungen. Relativ rasch sinkt die Kohlenstoffdioxid-Konzentration von 300 ppm auf 140 ppm.

Aus den ersten Primaten entsteht eine neue Linie, eine neue Tendenz. Das Gehirn wächst, *Sivapithecus* zeigt schon in dieser Zeit in seiner Entwicklung die Tendenz zu den menschähnlichen Affen, *den Hominidae.*

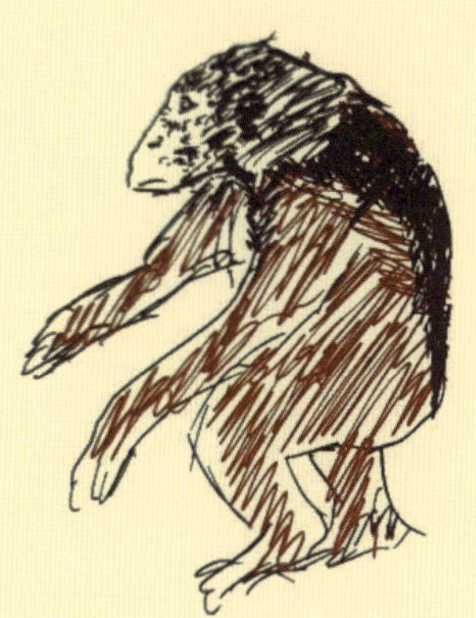

Dann trennt sich die Linie des *Orang-Utans* ab – vor etwa 15 Jahrmillionen.

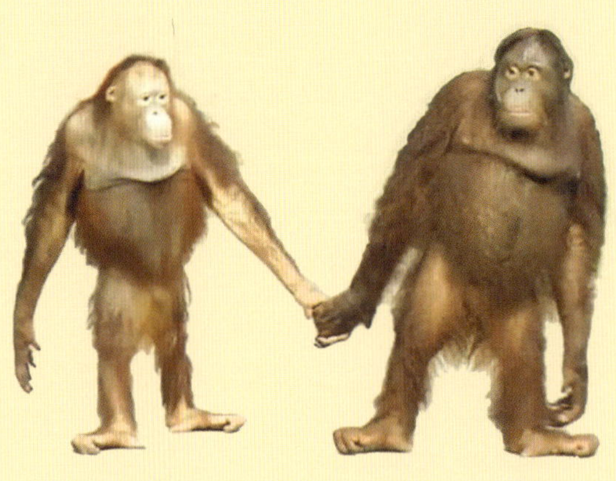

- Richtung *Homo* verliert sich das von der *Prosimia* errungene Merkmal der menschlichen Körperverhältnisse (Erscheinung).
- Menschliches Verhalten wird aber dafür implementiert.[2]

Im heutigen südasiatischen Raum bewahren diese Primaten die helle, wollige Behaarung, die später von den *Hominiden* bei ihrem Übergang zum *Homo* durchlebt wird.[3]

Das Ende dieser Phase öffnet den Raum für den neuen Schritt: *die Hominidae*, dieses Mal in Afrika. Die in ihrer Geologie noch vorhandene lemurische Wärme ermöglicht der Gattung, sich eine Stufe weiter in Richtung *Homo* zu entwickeln – noch im Wald lebend, noch omnivor. Ihr Gehirn wächst jedoch weiter – nur nicht bei allen in gleicher Weise.

In dieser Zeit (dem Paläozän vor 7 Jahrmillionen) öffnet sich die Entwicklungslinie wieder. Schimpansen, Gorillas berühren über den ganzen Zeitraum hinweg mit ihren Händen den Boden. Ihre Intelligenz ist schon fortgeschritten. Ihr Zeitgenosse *Sahelanthropus* besitzt dasselbe Kranialvolumen, sucht aber schon die Aufrichte auf zwei Beinen (ohne sie vollends zu erreichen) und versucht seine Anatomie (Becken, Armgelenke etc.) an die künftige Aufrichte anzupassen.

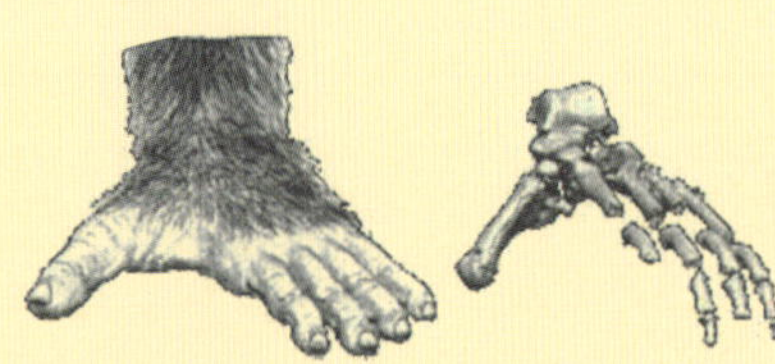

Sein Nachfolger *Ardipithecus* zeigt eine leichte Veränderung in der Fußstellung, obwohl der große Zeh noch von den anderen Zehen getrennt bleibt. Es ist nicht mehr eine ‚rein pelvische Hand'.

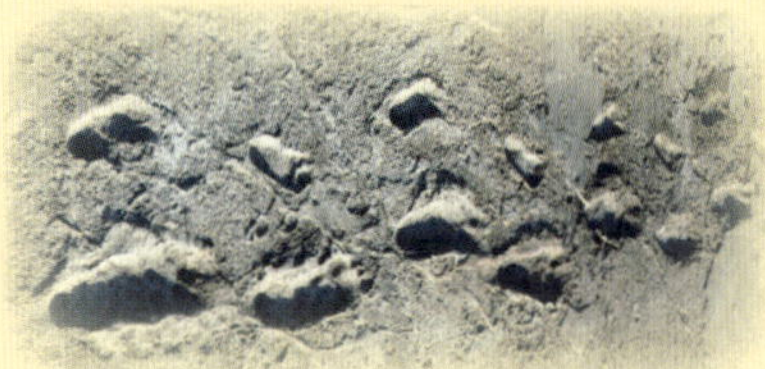

Dann, vor fast 4 Jahrmillionen, hinterlässt ein echter menschlicher Fuß seine Spur auf dem Boden: *Australopithecus* richtet sich auf und läuft mit freien Händen.

---

2 | Für die Bedeutung des Verhältnisses ‚Erscheinung / Verhalten' siehe Ästhetische Heilkunst, Heft 2

3 | Die moderne Anthropologie zeichnet spätere Homoarten, wie z.B. den Homo heidelbergensis dunkelhaarig mit relativ nackter Haut. Dies ist aber nur eine künstlerische Vorstellung. Nach dem Übergang in den euroasiatischen Raum haben diese Menschen eine helle, halbrötliche, wollige Behaarung entwickelt, als Zwischenstufe zu dem späteren Behaarungscharakter der modernen Menschen.

Aber nicht nur das: sein Gehirn ist schon größer als das aller anderen Primaten seiner Zeit. Wie alle Primaten jedoch ernährt er sich weiterhin omnivor, sowohl pflanzliche wie tierische Nahrungsstoffe (Kleintiere) zu sich nehmend.
Sein Fuß ist nun schon vollständig ein Fuß menschlicher Art.

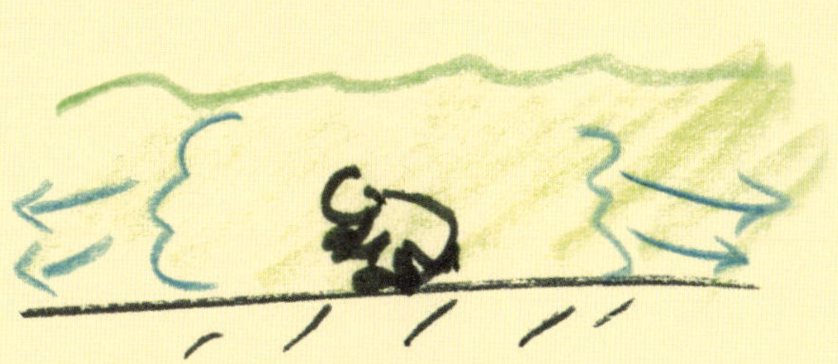

Australopithecus lebt sehr wohl in der irdischen Natur. Die Welt der Elementarwesen der Natur nimmt ihn jedoch anders wahr: Sie befreit seine Hülle vom Druck der Naturkräfte, um ihm die geeignete ätherische Hülle für die Aufrichte zu vermitteln.

In dieser Hülle entwickelt er sich über Hunderttausende von Jahren. Ihn begleitend werden die Naturgeister langsam ‚domestiziert', wie unsichtbare Haustiere. Die Verbindung Mensch - Naturgeister ist der Ursprung von Körperverzierungen und Kunstmotiven, die einige Jahrmillionen später der Homo zur Erscheinung bringt und die Anthropologie überall findet. Bis heute sind sie noch in manchen naturverbundenen Völkern vorhanden.

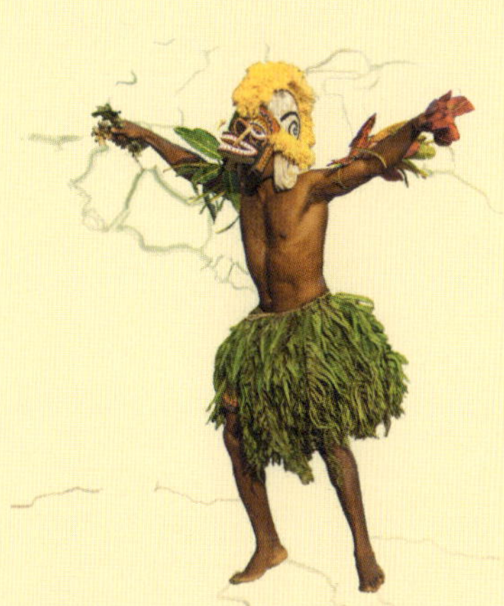

I.2. Das Tor der Einweihung: die Aufrichte

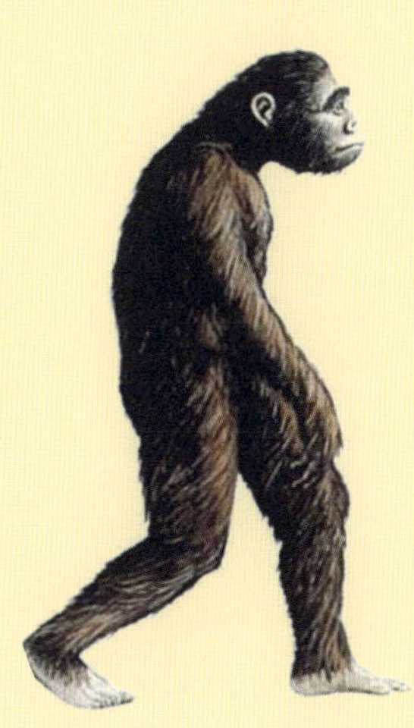

Aufrichte. Eine unsichtbare Hand drängt über das Kleinhirn zum Großhirn hinauf. Gleichzeitig verändert sie die Lage der beiden Augen zueinander. Die Sehfunktion von *Australopithecus* hat schon ein binokulares Gesichtsfeld mit einem Winkel über 140-160 Grad, auf Kosten des kombinierten lateralen Sichtfeldes, das sich auf 180-190 Grad reduziert. Dadurch orientiert sich sein Schädel deutlich zum späteren *Homo* hin. Aber nicht nur der Schädel allein: Ohren und Kehlkopf verbinden sich zu einem Klangprozess, der schon mit seinen Gefühlen und Gedanken in Verbindung steht.

Die erste Einweihung

Über eine Million Jahre lebt auf der Erde ein aufgerichtetes Rückgrat. Lunge, Kehlkopf, auch sie erleben diese Aufrichte. Dieser Prozess wirkt sich bis ins Gebiss aus. Wie damals bei *Purgatorius,* aus dem Hinterkopf herkommend, verbindet sich der Klang (violett) mit dem Luft-Kehlkopf-Organ. An dem Tuberculum pharyngeum, unter dem Basilarfortsatz des Os occipitalis (dunkelrot) „hängend", empfangen die Luftwege (blau) das Licht des Denkorgans.

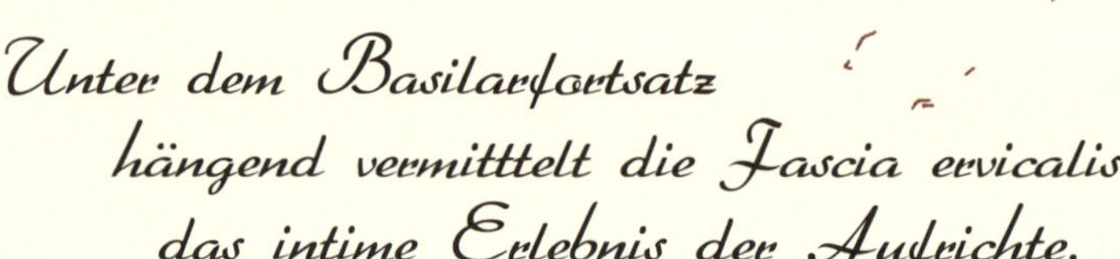

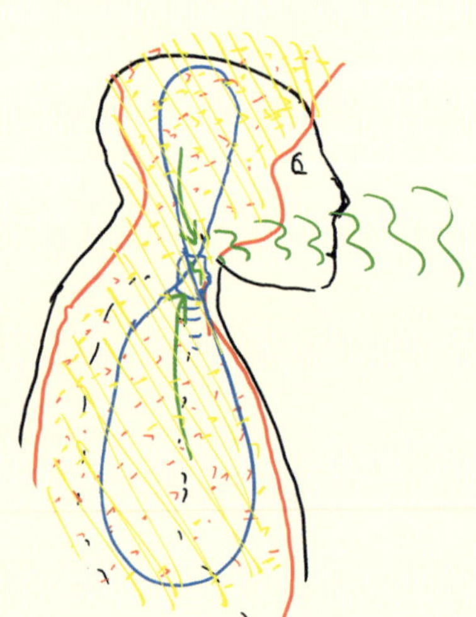

Inzwischen haben sich im Gehirn selber die Areale definiert. Sprache, Feinmotorik werden differenzierter. Die Durchblutungsintensität im Organ ist implementiert. Der Verbrauch an Sauerstoff intensiviert sich. Darin eingebunden ermöglicht der Stickstoff die Ausdauer der Konzentration auf einen bestimmten Gedanken.

Aus der geistige Welt bekommt der *Homo* eine Lichteinweihung, die ihn von der Natur definitiv trennt. Der Keim des Ich in seinem Leib ist schon vorhanden.

Knapp eine Million Jahre später, vor 2,6 Jahrmillionen, geschieht jedoch ein weiteres Wunder. *Homo habilis* verdoppelt nahezu das Gehirn des *Australopithecus*, obwohl er kaum an Körpergröße gewinnt. Etwas Grundlegendes hat sich geändert: er ist Karnivore geworden. Der Verzehr von Eiweiß katapultiert die Gehirngröße in neue Dimensionen. Mit diesem Zuwachs schafft er sich die erste Werkzeugpalette der Menschheitsgeschichte. Wir stehen am Anfang des Paläolithikums. Die älteste bisher gefundene Werkzeugsammlung wird auf ein Alter von 2,58 Jahrmillionen datiert.

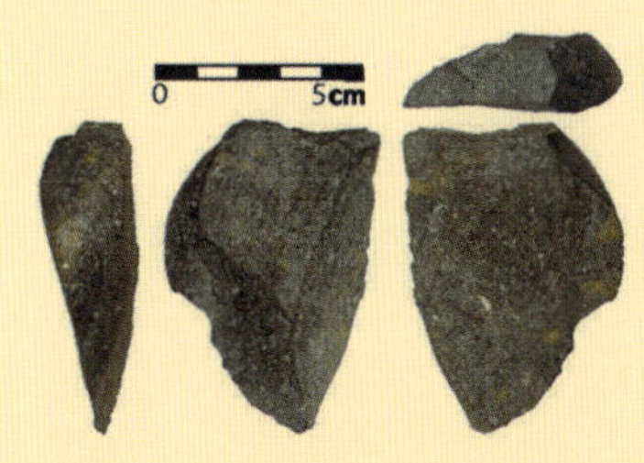

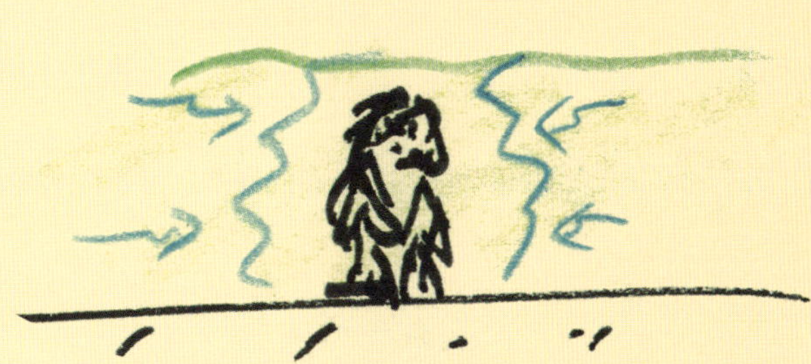

Die Hülle der elementaren Naturkräfte wird langsam sein Wesen verwandeln und bekräftigen. Unter ihrer Wirkung wächst das Gehirn weiter. Parallel zu *Homo* entwickelt *Paranthropus* sein Gehirn von 410 ccm bei den ersten bekannten Fossilien bis zu einer Größe von 530 ccm eine Million Jahre später. *Homo* ist schon imstande, den Logosklang zu verinnerlichen. Die sprachliche Kommunikation ist geboren.

Dies war die lebendige Voraussetzung dafür, dass ein höheres Niveau von Naturgeistern sich dem Menschen nähern konnte, dieses Mal von einer höheren Ebene her.

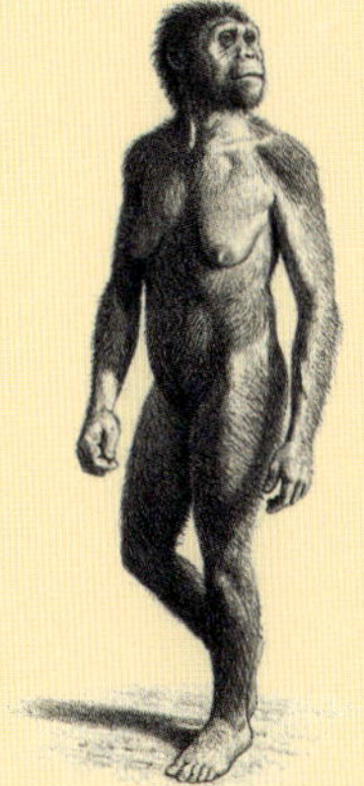

Die Verehrung der Naturkräfte als Göttlichkeiten öffnet sich im Bewusstsein des Wesens:

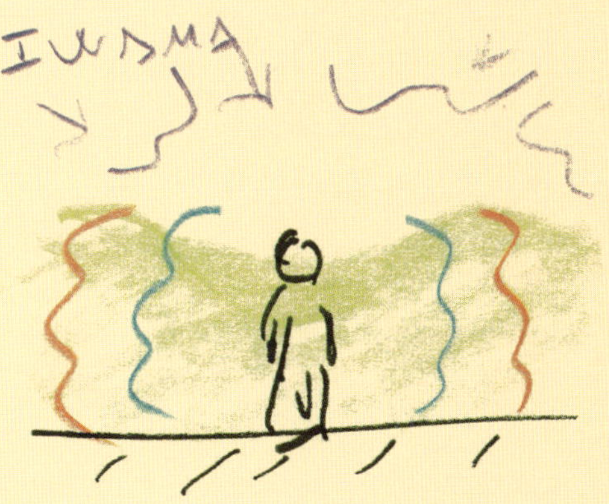

Wind,
Berg, Sonne...
kommunizieren mit dem Menschen durch ihre niedrigeren Vertreter, den Gott Adler, den Gott Hirsch usw.

Die Entwicklung nimmt einen deutlichen Aufschwung. Vor zwei Jahrmillionen ist *Homo erectus (georgicus)* körperlich größer, und sein Gehirn nimmt dabei deutlich zu (bis zu 600 ccm).

Dreamtime... Die neue ätherische Hülle hat einen spirituellen Charakter gewonnen und belebt den ganzen Bewusstseinsraum. In kalten Gebieten wird das Kleid geboren. Mit diesem sucht der Mensch eine neue Beziehung zur Welt. Das Kleid ist die Folge seiner Gedanken – wie die Verzierungen die seiner Naturgeister sind. *Homo georgicus,* vollständig von der Natur getrennt, empfindet sich selber in sich und in seinem Klang.

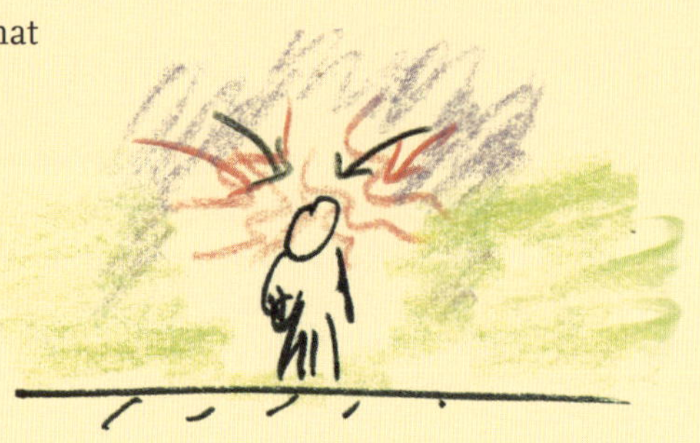

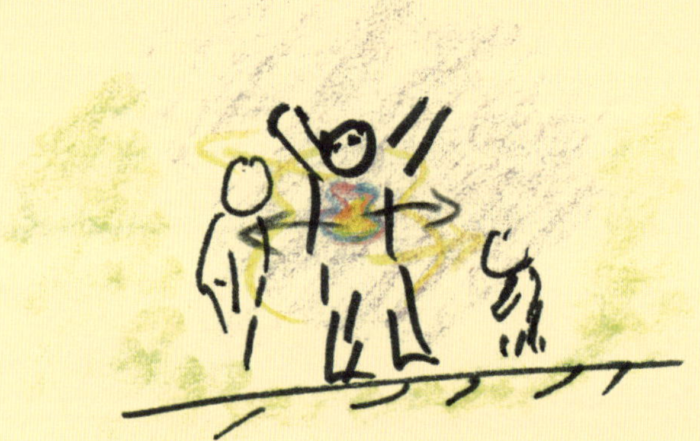

Vor 900 000 Jahren lebt *Homo antecessor* zwar in den Naturrhythmen, fühlt aber schon die Familie und die Verwandschaften. Dann entfaltet er im Vergleich zu *Homo habilis* aus seinem Inneren die Kräfte des Fühlens.

Diese Sozialisierung erreicht ihren definitiven Höhepunkt mit *Homo neanderthalensis.* Das Fühlen als Seelenkraft erweitert sich und unterstützt die Bildung der gruppalen Identität innerhalb der verwandten Sippen. Seine Sprache ist gut differenziert, eine anfängliche Grammatik ist schon vorhanden. Seit seinen Anfängen vor 230 000 Jahren entwickelt er eine Gehirngestalt ähnlich zu *Homo sapiens,* sogar in derselben Größe (1500 ccm). Diese Eigenschaften werden bis zu seinem Verschwinden vor 40 000 Jahren den etwas später auftretenden *Homo sapiens* begleiten.

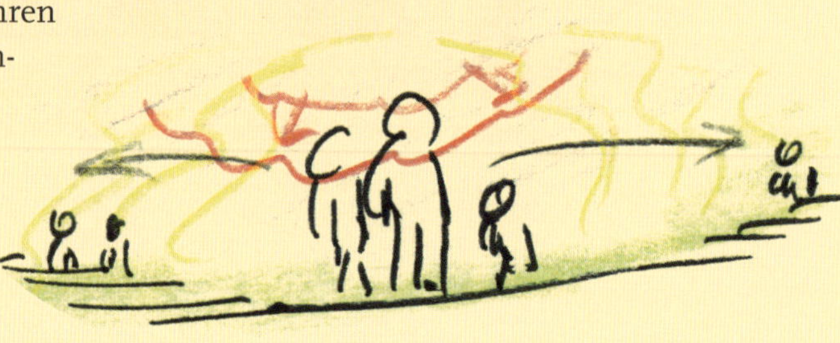

Am Ende seiner Zeit ist *Homo neanderthalensis* schon imstande, seine begleitenden Naturgeister anzusprechen – in Form der Höhlenmalerei. Die Figur des Schamanen vermittelt der Gruppe die Sprache der Naturgeister. Diese sind diejenigen, die für die Gruppe den nächsten Schritt ‚denken' und sie in ihren Leiden pflegen.

Wir beide, zusammen, als Gebrüder,
schauen in die Himmelstiefen –

in unserer Brust, Bruder Bison,
pulsiert ein gemeinsamer Herzschlag:

die Erfüllung des Lebens als Geschenk
zur Ehre des Himmels.

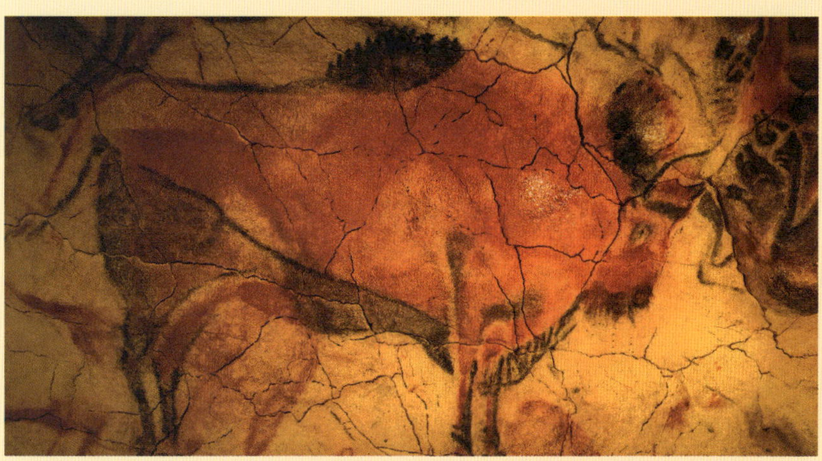

Der Verzehr von Eiweiß markiert einen ausschlaggebenden Sprung in der Evolution des Menschen[4]. Und das nicht nur in Bezug auf die Gehirngröße. Die Anzahl an Neuronen in der grauen Substanz des Cortex nimmt ebenso zu. Die Größe des Großhirns (Cerebrum) entfaltet sich im Verhältnis zum Kleinhirn (Cerebellum) zunehmend intensiv:

Art	Kleinhirn (Cerebellum)	Großhirn (Cerebrum)	Verhältnis
Mensch	155,1 ml	1390,3 ml	1 : 8,964
Schimpanze	41,2 ml	320 ml	1 : 7,767
Gorilla	69,3 ml	425,1 ml	1 : 6,134

Das für die vegetativen Funktionen verantwortliche Cerebellum ist von größerer Bedeutung bei den menschenähnlichen Affen und läßt in seiner Ausprägung beim Menschen Raum für das denkende Edelorgan, das Cerebrum. Eine graphische Darstellung zeigt, wie ab dem Moment, wo die evolutionäre Entwicklung des Menschen vom Beutetier zum Jagdtier fortschreitet – also mit dem Fleischverzehr –, das Gewicht des Gehirns im Verhältnis zum Körpergewicht im Vergleich zu den anderen Hominiden rasch zunimmt.

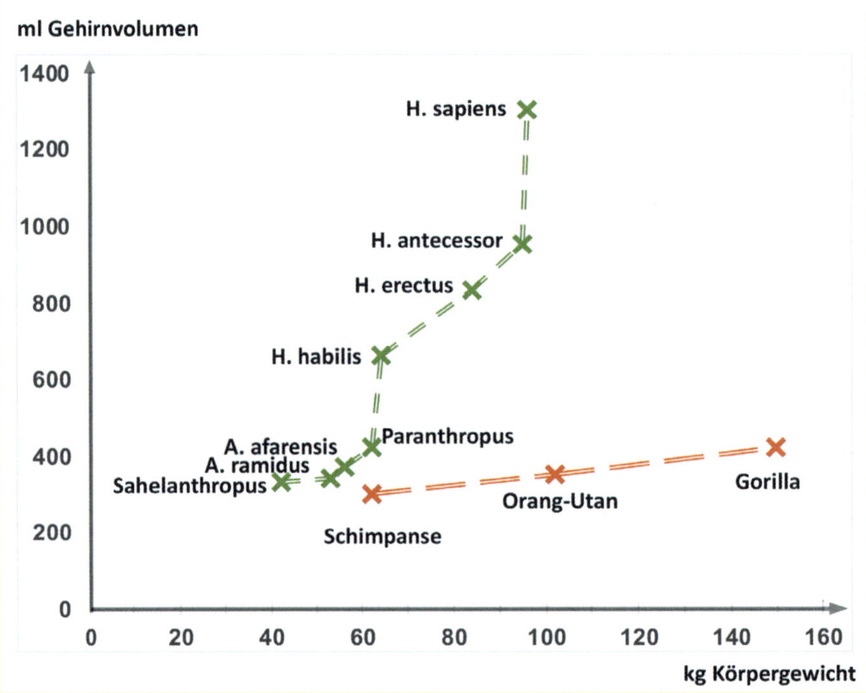

Entwicklung des Gehirnvolumens im Verhältnis zum Körpergewicht (rot: Menschenaffen, grün: Menschen)

4 | Im Vergleich dazu bleibt der Fleischverzehr des Schimpansen bei 5% seiner Nahrungsaufnahme.

Wie oben erwähnt, hat der Verzehr von Eiweiß diese ganze Entwicklung impulsiert und begleitet. Gleichzeitig mit der Gehirngröße bzw. mit der vollkommenen Aufrichte hat sich auch die Schädelgestalt progressiv verändert. Die prominenten Mund- und Nasenorgane haben sich in der rundlichen Gestalt zunehmend integriert, gleichzeitig mit dem Wachstum des Frontal- (abstrakt konzeptuellen) Cortex. Die Wahrnehmungsprozessse von Geruch und Geschmack haben sich dabei in das Unterbewusstsein integriert und wirken seither von da aus in unser Wachbewusstsein.[5]

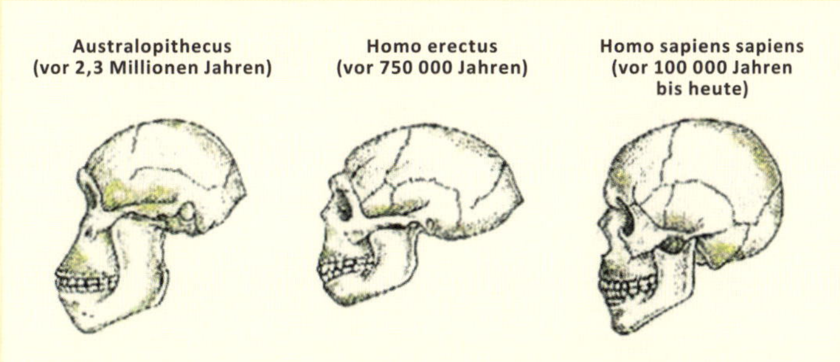

Das frische Parfum der Frühlingswiese erweckt bei jedem von uns eine seelische Stimmung, mit der wir alle jenseits unserer Individualität mitschwingen und einverstanden sind. In der ätherischen Dimension sind Geruch und Klang zwei Variationen desselben.

Bei *Australopithecus* zum Beispiel umfasste der Geruchsprozess seine ganze ätherische Hülle. Gleichzeitg lebte darin der Klang der Erde und der Natur in seinen Tiefen – bewusstseinsmäßig jenem unterstellt. Im Laufe der beschriebenen Jahrmillionen hat sich dieses Geruchssystem verdichtet und fokussiert, unterhalb unseres Frontalhirns. Sprache und Gehör als Klangorgane haben sich aus seiner Herrschaft befreit und mit den Fühlenskräften des Menschen verbunden. Damit hat das Gedächtnis aus dem Unterbewusstsein einen anderen Stellenwert in unserem Alltagsbewusstsein gewonnen. Aus diesen Tiefen beteiligt es sich an dem Gefühl unserer Identität. Es gehört zum Identitätsgefühl.

> „Et tout d‘un coup le souvenir m‘est apparu. Ce goût c‘était celui du petit morceau de madeleine que le dimanche matin à Combray (parce que ce jour-là je ne sortais pas avant l‘heure de la messe), quand j‘allais lui dire bonjour dans sa chambre, ma tante Léonie m‘offrait après l‘avoir trempé dans son infusion de thé ou de tilleul. La vue de la petite madeleine ne m‘avait rien rappelé avant que je n‘y eusse goûté; peut-être parce que,

5 | Der Geruchssinn in seinen verschiedenen synaptischen Etappen zwischen den Nervenenden in der Nasenschleimhaut über die Foramen von Os ethmoidale bis zum Bulbus olfactorius beinhaltet einen Gedächtnisprozess. Die Erinnerungen aus den früheren Zeiten unserer Entwicklung sind in diesen Etappen vorhanden, wie auch die eigenen biographischen. Aber nicht nur. Zu diesen früheren Erinnerungen gehören auch Stimmungen, die letztendlich bis in die anthropologisch paläontologische Entwicklung zurückgreifen.

en ayant souvent aperçu depuis, sans en manger, sur les tablettes des pâtissiers, leur image avait quitté ces jours de Combray pour se lier à d'autres plus récents; peut-être parce que de ces souvenirs abandonnés si longtemps hors de la mémoire, rien ne survivait, tout s'était désagrégé; les formes - et celle aussi du petit coquillage de pâtisserie, si grassement sensuel, sous son plissage sévère et dévot - s'étaient abolies, ou, ensommeillées, avaient perdu la force d'expansion qui leur eût permis de rejoindre la conscience. Mais, quand d'un passé ancien rien ne subsiste, après la mort des êtres, après la destruction des choses, seules, plus frêles mais plus vivaces, plus immatérielles, plus persistantes, plus fidèles, l'odeur et la saveur restent encore longtemps, comme des âmes, à se rappeler, à attendre, à espérer, sur la ruine de tout le reste, à porter sans fléchir, sur leur gouttelette presque impalpable, l'édifice immense du souvenir."

Marcel Proust, Du côté de chez Swann

Die moderne Wissenschaft ist sich in diesem Punkt nicht einig. Der einen Hypothese nach entsteht *Homo sapiens* gleichzeitig in Afrika und in Eurasien, einer anderen nach ist er ausschließlich in Afrika gewesen.

In der ätherischen Dimension kann man sehen, wie sich das Immunsystem in seinen Tiefen verändert hat und dies gleichzeitig, sowohl in Afrika wie auch in Eurasien.

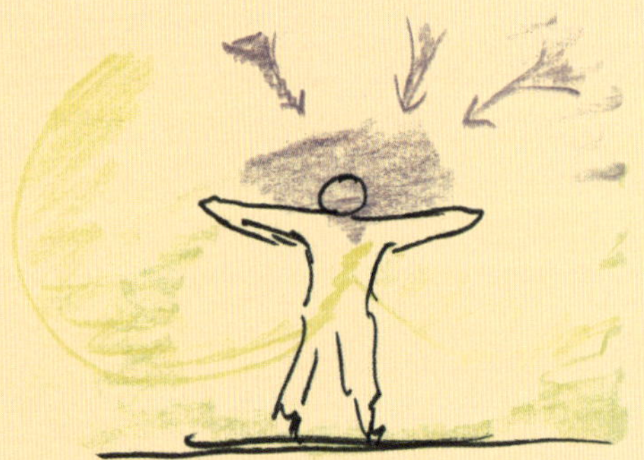

Der Geruchsinn verbindet sich intim mit den Kräften des Fühlens und diese mit dem Denken. Die Sprache differenziert sich weiter, ebenso die Feinmotorik. Das Gehirn gewinnt nicht an Größe, aber verändert seine Struktur. *Homo sapiens* ist in seiner Körperlichkeit nahezu vollkommen. Sein Gehirn wird noch einen nächsten Schritt zur Vollkommenheit erfüllen müssen, diesmal nicht mehr rein anatomisch, aber auf der physiologischen Ebene.

Wieder die Kälte. Das Pleistozän bedeckt die Erde mit riesigen Massen von Eis. Lebewesen, darunter die Menschen, suchen ihren Weg in warme Gebiete, während das Eis noch über die Hälfte der nördlichen Hemisphäre herrscht. Als sich die letzte Eiszeit (Würm) ihrem Ende naht, findet der fast vollständig entfaltete Mensch (im Holozän) den Weg in die Kultur – zunächst in Mesopotamien, dem Land von Babel.

I.3. Kultur und Eiweiß: auf der Suche nach Stickstoff

Auf der Suche, aus der Natur Kultur zu schöpfen, erfährt das Leben des Menschen jetzt einen neuen Aufschwung. Der wilde Wolf erkennt im Menschen den Pfad des Geistes. Er kann für ihn jagen, kämpfen. Die Geist-Erfahrung macht aus ihm einen Hund. Er braucht nicht mehr seinem Geisthüter in der Vollmondnacht zu heulen. Mit seiner Hilfe reißt der Mensch stickstoffhaltiges Eiweiß aus der Natur.

Deine Beine in ihrem Galopp
erlebe ich in meiner Seele.
Das Eindringen deiner Zähne in das Fleisch des
Hirsches erlebe ich in meinen Händen.
Wir gehören zusammen auf derselben Erde,
unter demselben Himmel.

Er will aber noch mehr. Dem Hund folgen die nahrungsbringenden Wiederkäuer. Zuerst das Rentier, dann die Ziegen. Schafe, Kühe erleben in der Domestizierung dasselbe wie früher der Hund. Dieses Mal sind sie aber diejenigen, die in Form von Milchprodukten und mit ihrem eigenen Fleisch den Menschen ernähren.

Das Immunsystem des Menschen hat sich dabei ununterbrochen entwickelt. Während der frühen Bronzezeit haben die Völkerwanderungen dies angeregt. Aus der asiatischen Steppe herstammend bringen die *Yamnas* mit ihren Wagen ungefähr vor 9000 Jahren Seuchen wie Pest oder Hepatitis B nach Europa, das kulturell noch neolithisch war.

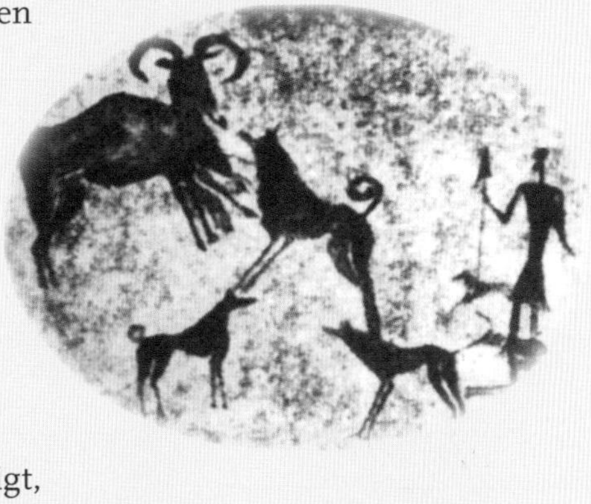

Die Haustiere erweitern den Willen des Menschen, sie werden ein Organ davon. Durch diese Adaptation wird der Wille befähigt, die schon bedeutende Weite des Denkens ausgleichend zu begleiten.[6]

6 | In unserer modernen Gesellschaft vollzieht sich ein neuer Schritt in diesem Zusammenhang. Die Haustiere werden von Willensorganen zu Organen der Empfindungsseele und damit langsam in die menschlich geistige Struktur integriert. Aber nicht nur die Haustiere, auch die Wildtiere werden vom modernen Menschen anders wahrgenommen.

Eine neue Dimension öffnet sich im Umfeld des Menschen. Sein Lebensraum besteht nicht mehr nur aus reinen Naturkräften. Die kulturelle Dimension bietet ihm eine neue Grundlage, wo er von nun an sein Denken unaufhörlich entfalten wird.

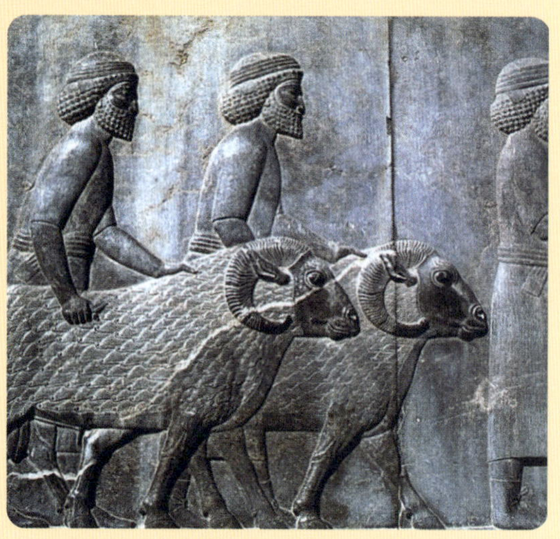

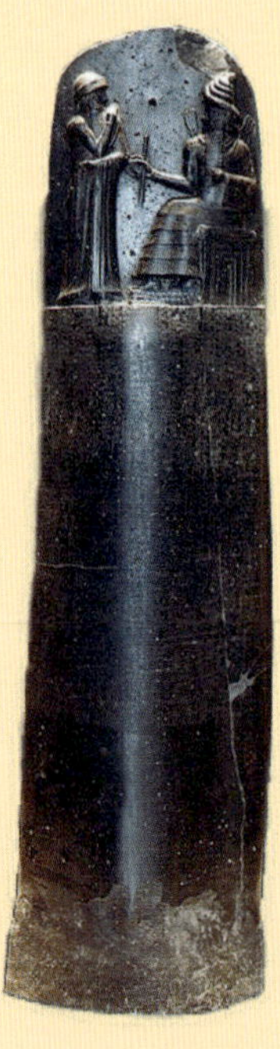

Aus dem Kodex Hammurapi:

§ 57 Gesetzt, ein Hirte hat sich mit dem Eigentümer eines Feldes nicht geeinigt, dass er das Kleinvieh die Kräuter abfressen lassen dürfe und hat ohne Erlaubnis des Eigentümers des Feldes das Feld von dem Kleinvieh abfressen lassen, so wird der Eigentümer des Feldes sein Feld abernten; der Hirte aber, der ohne Erlaubnis des Eigentümers des Feldes das Feld von dem Kleinvieh hat abfressen lassen, wird obendrein für je ein Iku zwanzig Kur Getreide dem Eigentümer des Feldes geben.

Natur, du bist Geist.
Schönheitserfüllt hast du mir meine Seele geschenkt.
Verantwortungserfüllt bekommst du jetzt meinerseits
das Geschenk meiner Lebensfreude.

Während in Mesopotamien die Stadtkultur gedeiht, vollzieht sich in Ägypten die Vollendung: obwohl auf makroskopischer Ebene die menschliche Anatomie schon längst definitiv als errungen gilt, vollziehen sich unter dem Impuls der von der Geologie abhängigen unterirdischen Wärme die letzten im modernen Sinne synaptischen Verbindungen im konzeptualen Frontalhirn.[7] Unbewusst nehmen die ägyptischen Priester es selbst wahr und pflegen die von der mesopotamischen Kultur außer Acht gelassene Kundalini-Kraft, fassen die Sexualität als Entwicklungsweg und zeigen über der Stirn leuchtend ihr Zeichen – in effigie Naja tripudians –, das Wesen der Natur, das diese Kraft in sich einverleibt hat.

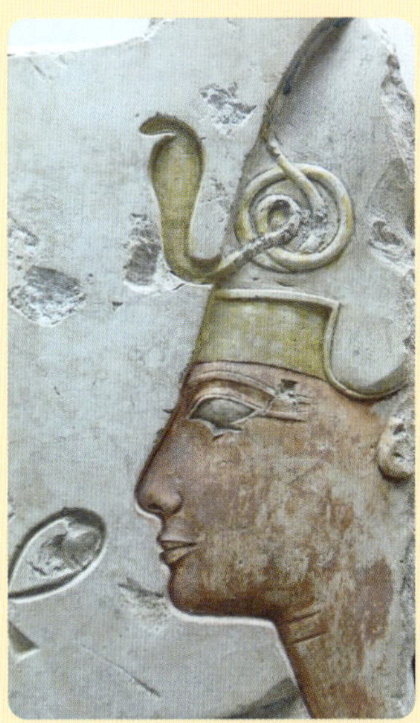

Das Schlangengift besteht bis zu 95 % (je nach Schlangenart) aus Eiweiß und Peptiden, also stickstoffhaltigen organisch-chemischen Stoffen. Dieses Gift hat einen starken Tropismus zum Nervenpol.

Seine ätherische Kraft ist der eigentliche Schlüssel, der seit Anfang der paläontologischen Evolution der Wirbeltiere die Entwicklung und Reifung der Nervenorgane gefördert und ermöglicht hat.

7 | Das spätere Kapitel „Stickstoff und die Funktion des Denkens“ gibt Einblick in die Rolle des Stickstoffes für die synaptischen Prozesse (siehe Seite 38).

Bei den Fischen geht es um die Entwicklung von Stoffwechselprozessen. Die Reifung ihres Nervensystems war vor allem über phosphorische Prozesse möglich. Wenn sie Gifte entwickeln, machen sie es daher hauptsächlich in ihrem Fleisch. Für die Säugetiere wirken diese Gifte der Fische trotzdem neurotrop.

Bei den Amphibien beginnt der Stickstoff aus der Luft sich zu beteiligen. Wenn Amphibien Giftprozesse entwickeln, äußern sich diese daher in ihren Häuten (ectoderm) und nicht in ihren Speicheldrüsen.

Erst bei den Reptilien wandern die Giftorgane dezidiert zum Kopfpol. Ihre Qualitäten, als Speichelprodukt, werden direkt vom Gehirn selbst mittels der neurovegetativen Hirnnerven bestimmt.

INDEFESSA GERENS REDIVIVIS BELLA COLVBRIS ARGOLIS AD LERNÆ TVNDITVR HYDRA VADVM

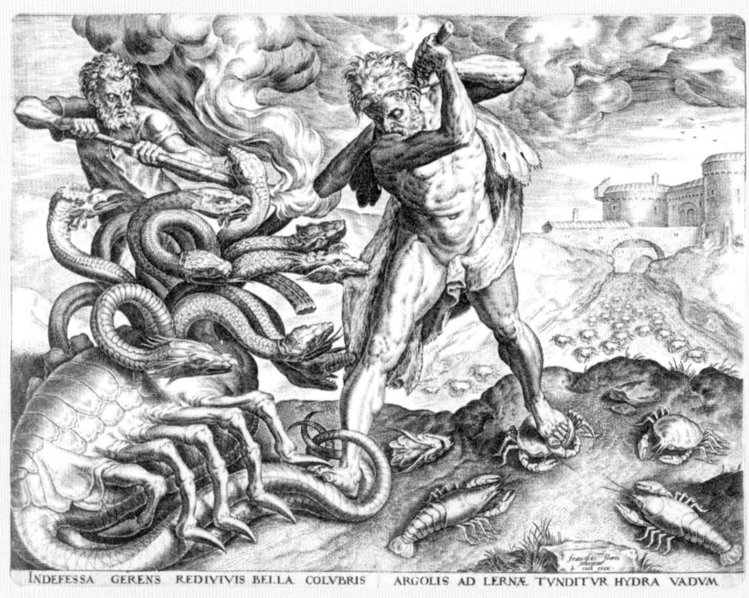

Der wissenschaftliche Mythos

Die Haut gehört zum selben Keimblatt wie das
Nervensystem: Ectoderm.
Um die Schutzhülle des Löwen zu gewinnen,
soll Herakles eine der zwei Eingänge der Höhle
von Nemea (Encephalon-Rückenmark-System)
mit Feuer (tellurische Kräfte) aktivieren.
Dann erst kann er mit seiner geistigen Kraft den
Löwen (Willenskraft) besiegen
und seine ectodermale Hülle erobern.

In Lerma soll er,
um seine Menschwerdung zu erfüllen,
das Schlangengift des Denkens besiegen.
Am Ende seines Lebens wird er trotzdem
an den Folgen der Vergiftung sterben.

Diesen Kampf kann er nicht alleine bestreiten.

Er braucht die Hilfe von Jolau (rhythmisches System),
der das tellurische Feuer nutzt,
um die Vermehrung der Hydraköpfe
(Gedankenbildung)
einzudämmen.

Teil II

Die Infektion mit SARS-CoV-2 aus der Perspektive der Ästhetischen Heilkunst

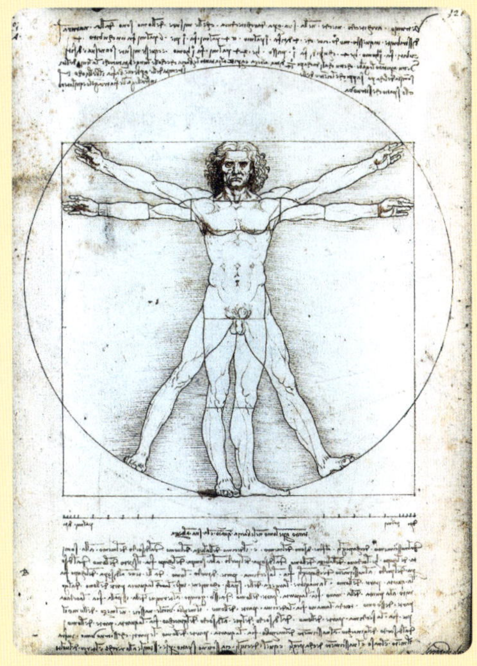

„So ist es dann gleichviel, ob ich sage: Der Mensch ist da, um glücklich zu sein – oder: Er ist da, um vollkommen zu sein. Nur dann ist er vollkommen, wenn er glücklich ist. Nur dann ist er glücklich, wenn er vollkommen ist."

Friedrich Schiller, Medizinische Schriften

II.1. SARS-CoV-2 – Infektion als evolutiver Rückschritt auf der Stickstoffbasis

Das ‚Mittel zum Zweck' der Corona-Virusinfektion ist die Veränderung der tiefen Struktur des Menschen. Dies erfolgt mittels der Einführung eines dem Menschenwesen fremden Elementes, das für unsere Ich-Kraft unerreichbar bleibt.

Im vorherigen Kapitel haben wir den unglaublich aufwendigen Weg zur Homo-Werdung kennengelernt. Herauskristallisiert erscheint, wie das Organ des Denkens und die Funktion des Denkens als Leitbild für die anthropologische Entwicklung gegolten haben.

Auf dieser Strecke, bevor die Ich-Funktion sich mit dem Wesen verband, hat sich der Stickstoff über besondere physiologische Wege mit dem Nervensystem verbunden. Wie im vorigen Kapitel beim Thema Gift erwähnt, geschah diese Verbindung zuerst in der Entwicklungstufe der Reptilien.

Die physiologischen Wege des Stickstoffes waren eine Vorstufe dessen, was wir später bei den Säugern bzw. beim Homo finden werden:

- Das Nervensystem war auf der Suche nach der Aufrichte, und sein Telencephalon (Teil des Gehirns, das später für die moderne Denkensfunktion verantwortlich ist) war im Vergleich zu den Säugetieren unterentwickelt, der Bulbus olfaktorius[1] dagegen war hoch bedeutend. In den folgenden Abbildungen kann man den Drang des Verdichtungsprozesses erkennen, der beim menschlichen Encephalon im Vergleich zum Reptilienencephalon zu beobachten ist (siehe die Darstellung von Purgatorius Seite 8).

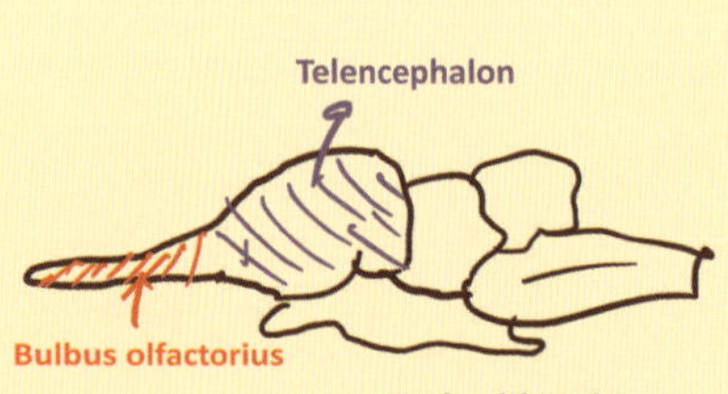

Krokodil-Gehirn

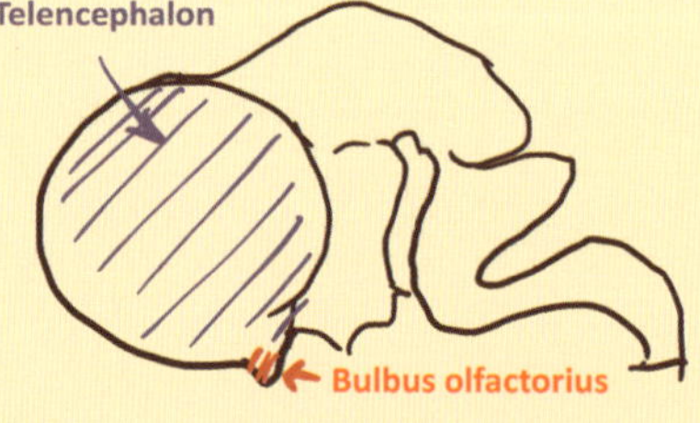

Menschenembryo-Gehirn: 3 Monate alt

1 | Bei der Schlange ist das Jabobson-Organ ein Hauptwahrnehmungsorgan. Wenn sie mit der Zunge Partikel der Umgebung in den tiefen Gaumenraum aufnimmt, werden diese Partikel das hochsensible Jacobsonsche Organ anregen, das über olfaktorische Signale dem Tier die Information über seine Umgebung bzw. seine potentielle Beute vermittelt. Dabei ist zu bemerken, wie schon bei den Schlangen Geschmacks- und Geruchsfunktionen eng verbunden sind. Beim Menschen betrachtet man das Jacobsonsche Organ als Überbleibsel, obwohl heute schon in manchen Verhaltensaspekten bei einigen Säugetieren, wie auch beim Menschen selber, seine Beteiligung mittlerweile bekannt ist.

- Das Blutkreislaufsystem hatte die Trennung von venösem und arteriellem Blut noch nicht vollständig vollzogen. Die Gerinnnungsimpulse hatten sich auf den Giftprozess fokussiert und somit die Verbindung Blut/Nerv auf dieser Entwicklungsstufe vollzogen.

Mittels des Giftprozesses trägt die reptilianische Physiologie das Potential in sich, auf die menschliche Physiologie zu wirken, und zwar in direkter Form auf das entsprechende im Menschen vorhandene Nerven- und Blutsystem.

Bei einem Schlangenbiss wirkt das Gift vor allem auf drei Ebenen:

- lokal, auf das Gewebe direkt an der Bisswunde
- neurotoxisch
- hämatotoxisch (Gerinnungsprozess)

In seinen verschiedenen chemischen Zusammensetzungen steht der Stickstoff für die Ursache dieser Wirkungen: Als Element hat der Stickstoff die Aufgabe, die astralischen Prozesse mit der Materie zu verbinden. Wenn die Schlange die Beute beißt und vergiftet – zum Beispiel einen Hasen –, stirbt dieses Tier, weil das Gift die ausreichende Kraft besitzt, um aus dem Astralleib ‚Hase' einen Astralleib ‚Schlange' zu machen. Dies ist nicht kompatibel mit dem Ätherleib ‚Hase' – aus diesem Grund stirbt das Tier. Die Schlange kann diesen Hasen vollkommen verdauen – ohne Immunabwehr / adverse Reaktionen –, weil sie eigentlich ‚Schlangenastralität' verdaut.

Auf dem Weg der Evolution haben die Primaten, verglichen mit anderen Säugergruppen wie Karnivore oder Huftiere, den Kern des ur-reptilianischen Impulses zur Aufrichte für sich bewahrt. Auf die Verbindung mit der Kraft des Ich, als nächst anstehenden Schritt, haben sie aber verzichtet.

Die Evolution der Primaten kann man aus dieser Perspektive bezeichnen als:

- Bewahrung des reptilianischen Kernimpulses zur Aufrichte:
  Impuls auf die Nervenkräfte wirkend
- Verzicht auf die menschliche Potentia zur Bildung des Ich als geistigen Kern:
  Impuls auf die Blutkräfte wirkend

Diese zwei Elemente in Kombination haben die großen Primaten auf ihrem Weg zum Homo aufgehalten; dies geschah durch Veränderungen in ihrem Blutsystem, welche die Verbindung zur Ich-Funktion verunmöglichten (siehe Beschreibung Seite 43).

Im Gegensatz dazu haben wir Menschen durch die aufwendige Entwicklung zum Homo den reptilianischen Ansatz verwandelt und für die Entwicklung jener körperlichen Organe genutzt, die unsere geistigen Funktionen in der modernen Entwicklungsstufe vertreten sollen. Dieser gesamte Prozess war möglich durch die entscheidenden Veränderungen, die sich in unserem Blut im Laufe der beschriebenen evolutiven Schritte vollzogen. Sie werden auf Seite 43 näher erläutert.

Das Corona Virus dreht diesen Prozess rückwärts und erweckt dadurch jenen reptilianischen Ansatz in seiner Urnatur, der mit der modernen Struktur des Menschen nicht mehr kompatibel ist.

Aus der ätherischen Perspektive betrachtet bringt SARS-CoV-2 eine, wie schon erwähnt, bis heute in der Medizin nicht gesehene pathologische Qualität. Physiologische Eigenschaften, dem Nervensystem angehörend (Denkenskraft) werden im Ätherleib auf das Atem-Kreislaufsystem (Fühlenskraft) verlegt. Die Fähigkeit der Menschenseele, sich mit ihrem geistigen Ich-Kern zu verbinden, sieht sich dadurch beeinträchtigt.

II.2. Physiologische Grundlagen

Stickstoff und Sauerstoff: Das Schicksal der Luft in unserem Organismus

Ohne Luft verschwindet jeglicher Lebenshauch aus dem Leibe und die Seele sieht sich gezwungen, sich vom Körper zu lösen. Bei jedem Atemzug nehmen wir in unseren Körper den Sauerstoff auf, der unsere ganze Physiologie belebt. Aber nicht nur. Von unserer Aufmerksamkeit ganz außer Acht gelassen, in jedem Atemvolumen zu ca. 75 % anwesend, dringt der Stickstoff in unser Blut, den Sauerstoff begleitend.

Wird die Übertragung von Sauerstoff (O_2) aus dem Alveolus ins Blut erschwert, erstickt der Mensch – mit zunehmender Intensität der Atemnot – im Laufe von Stunden, Tagen, wie es die Medizin in den wohl bekannten Fällen von Pneumonie schon immer beobachtet hat.

Trifft die Verhinderung dieser Übertragung den Stickstoff (N_2) anstatt den Sauerstoff – eine Möglichkeit, die die moderne Medizin noch nicht zum Thema gemacht hat –, dann erlebt der Mensch eine unüberwindbare, Panik auslösende totale Atemblockade. Als wäre sein Thorax unter einer Sicherheitsklappe verschlossen, als würde er im Wasser ertrinken – innerhalb von kurzer Zeit, sehr kurzer Zeit.

Die Gaszusammensetzung in unserer Atmosphäre war im Laufe der Entwicklung der Erde intensiven Schwankungen ausgesetzt. Das überhaupt größte Massenaussterben aller Zeiten am Ende des Perm war gekennzeichnet von einer großen Temperaturerhöhung, intensivem Vulkanismus und einem bedeutenden Anstieg des Kohlendioxids (CO_2) in der Luft.

Dank der modernen technischen Verfahren kann die moderne Wissenschaft relativ klare Aussagen dazu machen. Eines aber lässt sie dabei außer Acht:

> Die verschiedenen Lebewesen entnehmen der Luft nicht diesselben Elemente für ihre jeweils unterschiedlichen Atemfunktionen.

Primitive Reptilien wie die Tuatara aus Neuseeland ‚ignorieren' das Edelgas Argon (0,9 % der Luftkomposition) und können dadurch ihre besondere Schuppenhaut bewahren. (Diese lebenden Fossilien können gelegentlich ihre Rückenstachel willentlich bewegen, wie auch ihr drittes Auge funktionsfähig erhalten.)

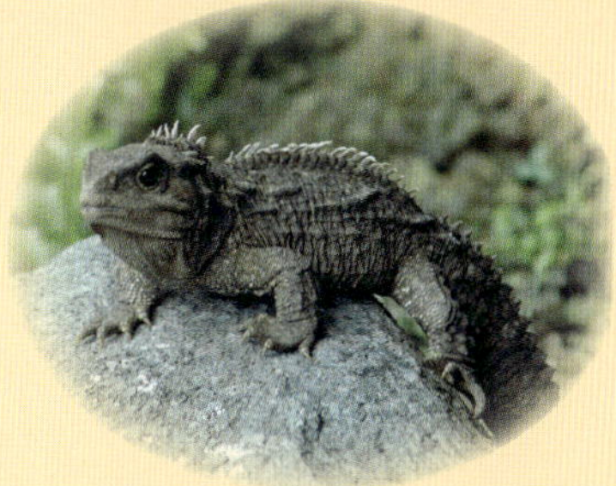

Jede Tiergruppe (wir sprechen hier nicht über die Pflanzen) entnimmt, wie der Tuatara es tut, die für seine Funktionen geeigneten Elemente aus der Luftkomposition. Nagetiere entnehmen ihr viel mehr Sauerstoff (O_2) im Gegensatz zu Reptilien, die mehr Stickstoff (N) entnehmen. Schmetterlinge leben praktisch ausschließlich von Sauerstoff (O_2), während ihre Raupen der Luft fast ausschließlich Stickstoff (N) entnehmen.

Wir haben gesehen wie unsere Physiologie, so wie wir sie heute kennen, potentiell alle physiologischen Prozesse enthält, die sich in den früheren bzw. primitiveren Lebewesensformen inkarniert haben. Erscheinen diese früheren physiologischen Eigenschaften an den modernen Menschen gebunden, dann ergeben sich Zustände, die wir heute als pathologisch bezeichnen. Dies können wir am Beispiel der ätherischen Pathogenese der Psoriasis nachvollziehen:

> Das, was für den Tuatara physiologisch gilt, erscheint bei uns Menschen pathologisch.

Wenn ein Mensch an Psoriasis leidet, hat sich seine tiefe ätherische Physiologie (siehe Zeichnung) so verändert:

- Der Aufrichte- (bzw. reptilianische) Impuls hat sich aus seiner Zuwendung zur Welt in eine Zuwendung nach innen ‚umgestülpt', und zwar bis hin zu den tiefen Funktionen des Nervensystems.
- Diese Umstülpung bewirkt eine Verschiebung von Nierenkräften innerhalb der Lungenfunktion. Der Patient mit Psoriasis bildet eine Sonderform des Surfaktant in seinen Alveoli, allerdings hängt die Qualität dieser Substanz von den Schwankungen seiner seelischen Stimmung ab.
- Durch diese Veränderung variiert der Patient seine Aufnahme von Argon aus der Luft und entwickelt dadurch schuppenähnliche Läsionen auf seiner Haut.
- Als Konsequenz kommt es zu einer Astralisierung seines Liquor cerebrospinalis mit der entsprechenden Veränderung in der Ionenzusammensetzung desselben (Kaliumprozess).

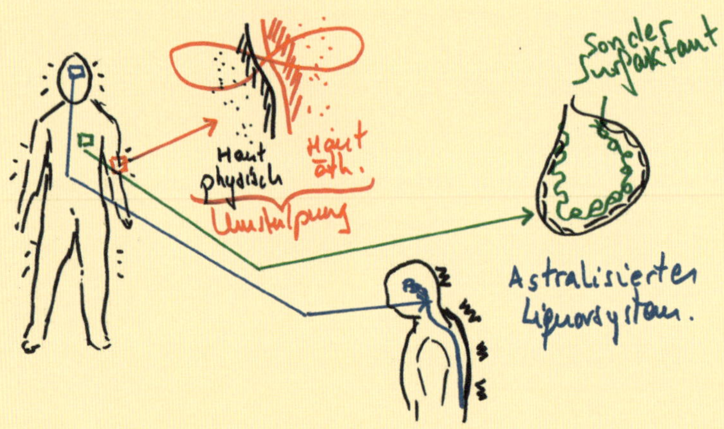

In der geistigen Forschung lassen sich diese Aspekte klar erkennen. Das ist der Grund, warum die Grenze der Naturwisssenschaft nur mit Hilfe der geistigen Kräfte des Menschen zu erweitern ist.

> „...Es gibt toten Stickstoff. Das ist derjenige, der in unserer Luftumgebung ist, der dem Sauerstoff beigemischt ist, und der eine Rolle spielt bei unserem ganzen Atmungsprozeß und bei dem Prozeß des Zusammenlebens mit der Luft. Der darf nicht lebendig sein, aus dem einfachen Grunde, weil, wenn wir in lebendiger Luft leben würden, wir fortwährend ohnmächtig sein würden. Daß die Luft tot ist, der Sauerstoff tot ist, der Stickstoff tot ist, das ist die Bedingung einer Luft, in der viele Menschen so atmen sollen, daß sie bewußt, besonnen denken können."
>
> *Rudolf Steiner, Landwirtschaftlicher Kurs*

Die ätherische Physiologie zeigt: Beim Menschen wird der Stickstoff in der Gedankenbildung lebendig. Dies ist nur möglich, weil der Stickstoff als Vermittler des für die Neuronenphysiologie erforderlichen Sauerstoffes gilt. Dieses gewaltige Geschehen lässt, gerade aus diesem Grund, Schlacken in Form von Harnverbindungen entstehen, die mittels der Harnprozesse der Erde zurückgegeben werden sollen.

Sauerstoff dagegen wird lebendig bei der Oxidation im Zellinneren. Dort verbindet er sich mit dem Carbon und wird mit Hilfe des Stickstoffs durch die Lungen wiederum in der Natur ausgeschieden – dieses Mal in lebendiger Form, um durch die Pflanzen in den Lebenskreislauf der Natur wieder integriert zu werden.[2]

Das Schicksal des Stickstoffes wird aber ein anderes als das des Sauerstoffes sein. Seiner Sehnsucht folgend begleitet er den Sauerstoff am gesamten Bindegewebe des Körpers entlang. Der Sauerstoff sucht das Blut, um die lebensnotwendige Oxidation in jeder Körperzelle zu fördern. Er bildet jedoch im Blut keine „Sauerstoffblasen", er braucht einen Träger, und zwar aus Stickstoff bestehend: den *Porphyrinring*, der das Eisen der Hämoglobine bindet.

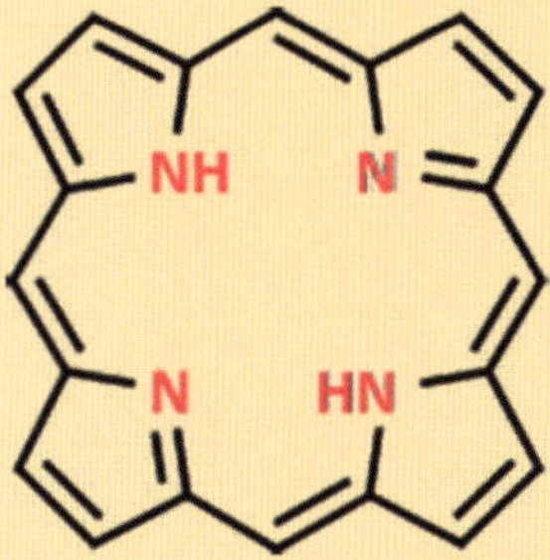

Porphyrin, chemische Struktur

> Grundsätzlich bildet der Porphyrinring in chemischer Form eine Struktur, welche die Zusammensetzung von N und O in der Luft *ätherisch* nachahmt: ebenso, wie in der Luft der Stickstoff den Sauerstoff in einem ‚Schwebezustand' hält, hält der Stickstoff im Porphyrin die Moleküle des Sauerstoffs in einem fragilen Spannungszustand, der seine Übertragung in das Gewebe gleichermaßen erlaubt wie ermöglicht.

2 | Unter der Wirkung der Chemotherapie ergibt sich ein vergleichbares Phänomen. Das Verhältnis N:O in den Alveoli verändert sich, so dass der Patient weniger Sauerstoff (O2) aufnimmt – daher die Abnahme seiner Vitalität.

Ist dieser Ring *ätherisch* ‚verbraucht', dann stirbt der Erythrozyt und aus seinem Inneren wird der kostbare Inhalt, der Porphyrin-Kern, wieder gewonnen. In seiner Aufgabe als Sauerstoffvermittler wird er aufs Neue das Blut beleben.[3]

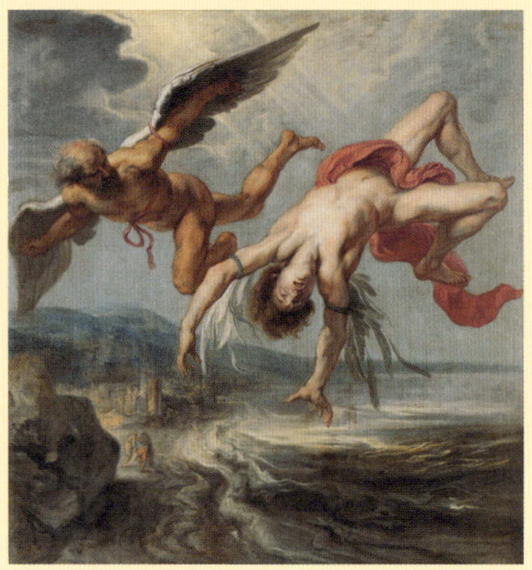

Der wissenschaftliche Mythos

Dieses physiologische Geschehen zeigt
die griechische Mythologie
in dem Bild des Ikarus:
Erythrozyt, der sich in seiner Sehnsucht nach
Sonnenkraft (O2) verliert,
nachdem er aus dem Labyrinth (Milzorgan) mittels
der Hilfe von Daedalos (Ich-Kraft)
beflügelt wurde.

3 | Durschnittlich leben die Erythrozyten etwa 90 Tage. (Bei den ersten Hominidae, bis zum Homo neanderthalensis in seinen Anfängen, war ihre Lebensspanne länger, weil der Verbrauch von O2 im Gehirn langsamer war. Eine Folge davon war die Grobheit der sprachlichen Funktionen.) Diese Lebensspanne entspricht einem kosmischen Rhythmus von etwa 3 Monaten, der für die Verbindung der Seele mit dem höheren Ich, an die Jahreszeitenrhythmen gebunden, erforderlich ist. Beschleunigt sich dieser Rhythmus, dann ergibt sich ein pathologischer Zustand, wie es zum Beispiel bei Morbus Alzheimer der Fall ist.

Der eingeatmete Stickstoff fließt also mit dem Blut und wird unter der Hülle der Wärmeorganisation (aus der ätherischen Sicht vor allem im gelben Knochenmark[4] am Gliedmaßenansatz) in einen chemischen Stoff eingefügt, der den Sauerstoff überall ‚mitschleppen' kann: in den Porphyrinring. Diese Prägung mit Wärmekräften ist notwendig für seine Verbindung mit dem Blutprozess.[5]

In dieser Form kann der Sauerstoff überall seine Aufgabe umsetzen. Den resultierenden Zustand, diese ‚Luftfrische', empfindet der Mensch vor allem im rhythmischen System, obwohl er den gesamten Organismus betrifft. Dazu gehört auch das Gefühl, das jeder kennt: das Gefühl der Gedankenklarheit, ein Zustand, der demselben Frischeeffekt im Gehirncortex entspricht.

> „Deshalb geschieht auch alles, was zur Formung des Knochensystems gehört, trotzdem es so sein muss, dass es ganz auf das Ich hin geordnet ist, in der Weise, daß zuletzt die Knochen Träger und Stützer eines solchen Organismus sein können, damit die Blutbahnen in der rechten Weise verlaufen, damit das menschliche Ich in ihnen ein Werkzeug haben kann."
>
> *Rudolf Steiner, Okkulte Physiologie*

---

4 | Hypothese: Es gibt einen Zusammenhang zwischen der Entwicklung des gelben Knochenmarks (warm-fettigen Charakters), der bei älteren Erwachsenen (im Alter von über 50 Jahren, nach heutigem Stand unseres Wissens) von dem grauen Mark ersetzt wird, und manchen epidemiologischen Merkmalen der SARS-CoV-2 Infektion in ihrer Wirkung auf die verschiedenen Altersstufen.

5 | Ist diese Wärmeprägung im gelben Knochenmark verhindert, wird dies mittel- bzw. längerfristig auf die Vermittlung von Sauerstoff durch die Hämoglobine wirken. Dies ist der Fall in dem normalen Alterungsprozess der Biographie, kann sich aber bei manchen Krankheiten pathologisch auswirken, wie z.B. bei der HIV-Infektion. Es ist eigentlich die Hauptursache für die charakteristische Veränderung der Körperverhältnisse bei Kindern mit angeborenen oder früh erworbenen HIV-Infektionen.

Stickstoff und die Funktion des Denkens

> „Es ist der entsprechende Prozess des Denkens sozusagen ein Einlagerungsprozess von Salz, der ausgeht von einer Wirkung unseres Blutes, und der irritierend zurückwirkt auf unser Nervensystem, sich also abspielt an der Grenze unseres Blutes und unseres Nervensystems."
>
> *Rudolf Steiner, Okkulte Physiologie*

Diesen ‚Salzprozess' vollzieht im physischen Leib das Glutamat. Die moderne Wissenschaft kennt die Beteiligung dieses Neurotransmitters in 80-90 % aller Synapsen, seien sie ihrer Natur nach sensorischer, motorischer, kognitiver Art oder auch Grundlage von Lern- und Gedächtnisprozessen.

Das Glutamat beteiligt sich an der Neuroplastizität und ist das Ausgangsprodukt der Synthese des Neurotransmitters GABA. Es beteiligt sich an vielen organischen Funktionen wie der Harnstoffsynthese in der Leber oder der Ausschüttung von Hormonen (GnRh). Der Glutamat-Spiegel wirkt auch in die Natur der Gedanken, und zwar kann er unter pathologischen Umständen ein zu hohes Niveau erreichen und dabei sogar suizidale Gedanken auslösen.[6] In der Pubertät (bei der Eingliederung des Astralleibes) nimmt seine Produktion zu.

Glutamat, chemische Struktur

Die ätherische Schau erkennt im Gehirn diese ‚Salzprozesse'. Sie bestehen aus Ammoniumradikalen (NH_4^+), dem Glutamat entstammend. (Der inverse Prozess findet in der Niere statt, durch das Amoniak, den pH des Blutes regulierend.) Diese Stickstoffträger bauen in dieser Form die ‚Schlacken' der Gedanken ab, sollen über Leber und Niere durch die Ausscheidung den Organismus verlassen und in die Erde fließen[7], genauso wie der Kohlenstoff (C) durch seine Verbindung mit dem Sauerstoff (O_2) in der Luft durch die Ausatmung ausgeschieden wird.

> „Eben weil der Kohlenstoff im menschlichen Körper uns Menschen zu steif, zu fest formt, wie eine Palme macht – er schickt sich an, uns so fest zu machen –, da baut die Atmung sogleich ab, reißt diesen Kohlenstoff aus der Festigkeit heraus, verbindet ihn mit dem Sauerstoff, befördert ihn nach außen, und wir werden so gestaltet in einer Beweglichkeit, die wir als Menschenwesen brauchen."
>
> *Rudolf Steiner, Landwirtschaftlicher Kurs*

---

6 | Dieser Effekt entspricht auf ätherischer Ebene einem Urinprozess im Nervenpol.

7 |"Dies zu wissen ist dadurch möglich, dass der Mensch durch die Lungen aus dem umgewandelten Blut absondert die Kohlensäure und durch die Nieren die umgewandelten Stoffe absondert, die aus dem Blut herauskommen müssen, um nach innen Wahrnehmungen der eigenen Wesenheit zu haben." (Rudolf Steiner, Okkulte Physiologie)

„Was den menschlichen Organismus in sich selbst erlebbar macht, das sind die Absonderungen."

Rudolf Steiner, Okkulte Physiologie

Diese ‚Absonderung' vollzieht sich im Schlaf. Die ‚Salze' erreichen Leber und Niere und finden dabei ihren physiologischen Ausscheidungsweg. An diesem Geschehen beteiligt sich das neurovegetative System.

Ein niedriges Niveau des Glutamat-Spiegels dagegen verhindert, dass die Gedanken eine definitive Kontur erreichen. Dabei kann sich der Denkensprozess vom Gehirn zum Rückenmark und dadurch zum peripherischen Nervensystem verschieben. Dies ist der Fall bei manchen psychotischen Zuständen, in denen der Mensch Ich-lose Gedanken erlebt, weil andere Kräfte, zum Beispiel Stoffwechselkräfte, mittels dieses ‚peripherischen Denkens' daran beteiligt sind. Im Ätherischen erkennt man dann im Gehirn selbst abnorme Ammonium-Prozesse, die zur Ablagerung tendieren.[8]

„Die Jauche ... . Sie hat stärkere astralische Kraft. Der Dung hat stärkere Ich-Kraft. Der Dung ist mehr Gehirn und die Jauche ist mehr Gehirnsekret, astralische Kraft, mehr das, was flüssig ist am Gehirn, mehr Gehirnwasser."

Rudolf Steiner, Landwirtschaftlicher Kurs

Im Liquor cerebrospinalis findet der Astralleib einen Mittelpunkt seiner Verbindung zum physischen Leib. Durch das neurovegetative System setzt er die notwendigen Impulse dem Ätherleib entgegen. Dieser nutzt die Kräfte aus der Außenwelt (Ernährung), um den Organismus zu beleben. – Dass der Mensch aber Mensch bleibt, ist die Aufgabe der Astralität, welcher der Wirkung des Ätherleibes entgegengesetzt ist.[9]

Der Liquor cerebrospinalis ist die Stätte des Geistes in uns. Er bewahrt
die Erinnerung der Welt und Menschenentstehung
über die ganze Erdentwicklung hinweg.

Wenn ein Kind Masern erlebt, fiebert es und verhält sich verwirrt und desorientiert. Es öffnet sich sein oberes Chakra, die Schwelle zur geistigen Welt, und der Engel verlässt sein Rückenmark, in dem er bis zu diesen Punkt siedelte, um diesen Menschen in seinen ersten Jahren auf der Erde bis in seine körperlichen Funktionen hinein zu begleiten. Jetzt ist der junge Mensch soweit: sein eigenes Immunsystem soll von nun an diese Aufgabe übernehmen.

---

8 | Dieses zur ‚Absonderung' orientierte physiologische System interagiert intim mit anderen physiologischen Systemen, wie z.B. dem Steroidalsystem. In diesem Text gehen wir nicht tiefer darauf ein.
9 | Freie Übertragung aus den Darstellungen Rudolf Steiners in der Okkulten Physiologie.

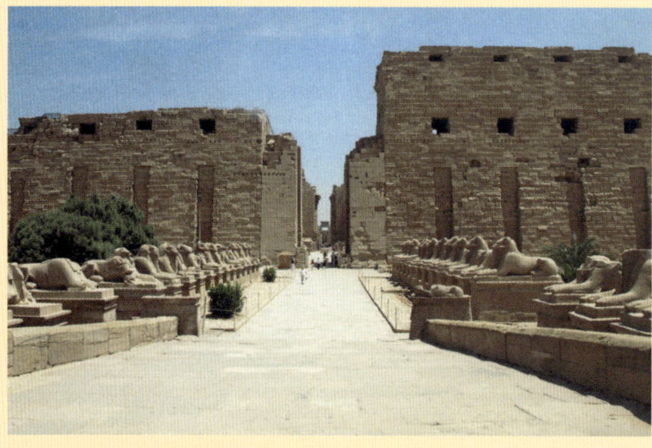

Sphinx-Allee des Karnak Tempels von Luxor

Noch in der persischen Kultur war man sich bewusst, wie die Hirnnerven eigentlich aus Erzengelkräften geschöpft wurden. Die peripherischen Nerven, aus Gehirn und Rückenmark bilateral ausstrahlend, konnten sie als geistige Schöpfungen höherer Hierarchien erleben und im Bild ihrer Sphinx-Alleen plastisch darstellen. Sie waren mit diesen Geistern real konfrontiert und haben in ihrer Gegenwart Dialoge mit ihnen geführt. Die Namen dieser Erzengel waren ihnen wohl bekannt und zugänglich, zum Beispiel war der X. Hirnnerv (N. Vagus) die Schöpfung eines Erzengels namens Decapheno. In Ägypten war dieses Bewusstsein noch vorhanden, und wir mussten auf die Entstehung der griechischen Kultur warten, um das definitive Verschwinden der Sphinx aus der Kulturgeschichte dank Ödipus zu erleben.

Die im Liquor wirkenden Kräfte strahlen somit über die peripherischen Nervenbahnen bis in die letzten Körperteile.

Der Liquor entsteht unter anderem im Plexus choroideus in den Hirnventrikeln. Die Innenseite des III. Ventrikels ist mit den Ependymzellen (Ependimocyten) wie den Tanycyten bekleidet, und als drittes zelluläres Element findet man die choroidalen Epithelien, den Plexus choroideus. Wenn das Blut durch das Adergeflecht des Plexus fließt, lässt es aus seinem Serum den Liquor quillen. Der Filtrationsprozess ist dermaßen fein, dass durch die dortigen Kapilaren nur ein einziger Erytrozyt auf einmal fließen kann. Dieser kostbare Prozess entspricht einer edlen geistigen Funktion.

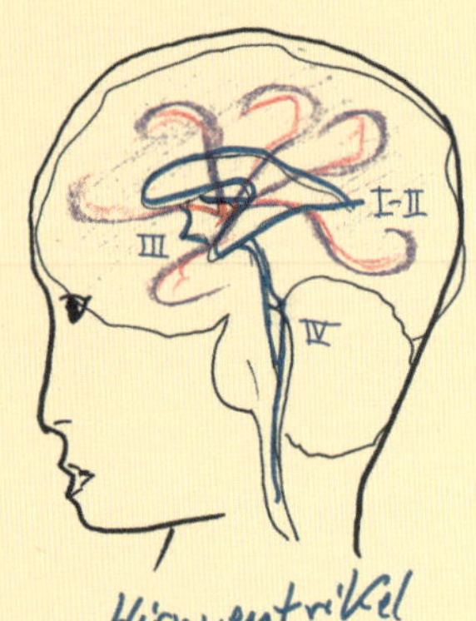

Aus ätherischer Sicht verbreitet der dritte Ventrikel eine schleifenförmige Strahlung im ganzen Großhirn. In ihr kann man den enormen Druck entdecken, der zur Bildung der Cortexfalten führt. Als ätherische Erscheinung vermittelt dieser Prozess eine zarte violette Färbung (Schleifen in der Zeichnung Seite 40).

Bei näherer Betrachtung erkennt man die Beteiligung der verschiedenen Zellarten in diesem tiefen Geschehen. Die Ependimocyten erzeugen einen aufsteigend wirbelnden Trichter (a, violette Färbung), der die Verbindung zum oberen Chakra erstellt. Die Tanycyten im Gegensatz dazu richten ihre ätherischen Rhythmen abwärts aus, in Richtung des IV. Ventrikels, wo die meisten der vegetativen Zentren des Parasympathikus anwesend sind (c, grün).

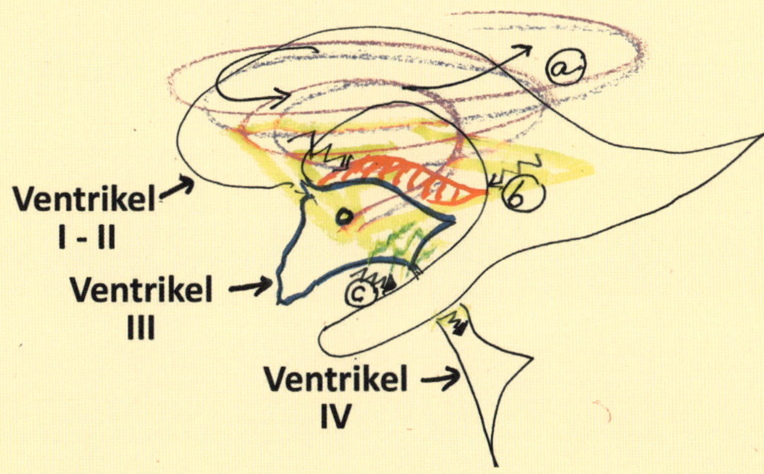

Der Plexus choroideus (b, gelb) bewirkt den höchsten astralischen Charakter und prägt dadurch die gesamte Physiologie sowohl hormonell (durch den Hypothalamus) wie vegetativ.

Außer mit der Hilfe des Glutamats spielt der Stickstoff eine zusätzliche Rolle für die Funktion des Denkens, diesmal im Plexus choroideus, und zwar über einen anderen Stoff, welcher – in der Physiologie wohl bekannt – vom Physischen bis ins Seelische entscheidend wirkt: das Serotonin.

Das Serotonin bildet sich u.a. im Gehirn selber aus dem aminosauren Tryptophan. Es wirkt in einem breiten Spektrum von physiologischen Funktionen, von seiner Funktion als Neurotransmitter bis hin in die Milchbildung.

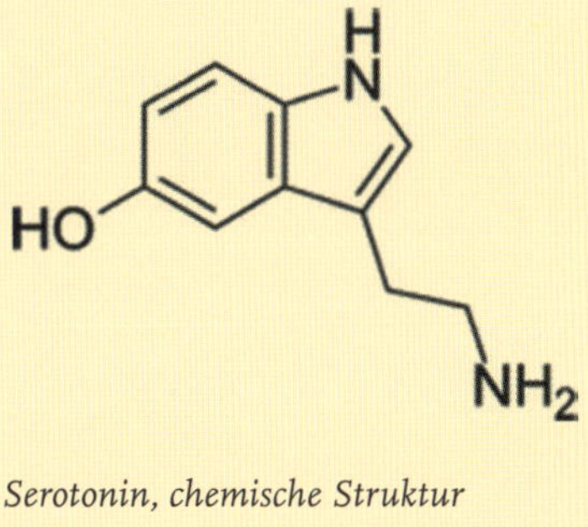

Serotonin, chemische Struktur

Uns interessieren manche für unsere Studie relevanten Aspekte der Serotonin-Dynamik in der Physiologie:

- Ein Hauptorgan seiner Wirkung ist das gastrointestinale System.
- Wie bei dem oben genannten Schlackenabbau über Harnprozesse wird es auch in der Leber degradiert und über die Niere ausgeschieden.
- Es wird in den Thrombozyten gespeichert und durch diese in der Gerinnung aktiv (Vasokonstriktion).
- Sein Spiegel ist entscheidend für die seelische Stimmung bzw. Depressionserscheinung.

Bringen wir die Dynamik des Serotonin in den Zusammenhang mit der Physiologie des Liquor cerebrospinalis:

Bildung und Resorption von Liquor sind sehr intensiv im Laufe des Tages. In seinem Kreislauf verbindet er das reine Nervengewebe (Interstitium) mit dem Ventrikel selber, und beide mit dem Blut über zwei Wege:

- über die Blut-Hirn- Schranke plus die Blut-Liquor-Schranke
- über seine Resorption durch die Arachnoidalgranulationen, die ihn direkt in den Blutraum vermitteln.[10]

Diese Dynamik (Bildung/Resorption) des Liquor ist vom Herz-Atem-Rhythmus bestimmt, im Zusammenhang mit dem intrakraniellen Druck. Das heißt, eine Störung dieser Faktoren kann die Liquordynamik stark beeinflussen bzw. einschränken und damit das System Tryptophan/Serotonin in seiner Physiologie beeinträchtigen (Arbeitshypothese).

10 | Für unsere Studie ist zu bemerken, dass dieser Resorptionsraum in engem anatomischen Zusammenhang steht mit den olfaktorische Nervenbahnen bzw. Arealen.

Stickstoff und Ich-Gestalt: Das Gerinnungssystem im Blut

Das Blut muss im Fluss bleiben, um die Körpergestalt zu ermöglichen (vgl. Zitat Seite 10). Dazu hat jede Wesensart ihre eigenen Blutqualitäten, von denen der proteinische Anteil in diesem Zusammenhang eine wesentliche Rolle spielt.

Der proteinische Anteil des Blutes ist unter anderem für die humoralen immunologischen Prozesse (Globuline) und für die Gerinnung (Fibrinogen) entscheidend.

Verliert das Blut, aus welchen Gründen auch immer, seine Gefäßhüllen, dann gerinnt es in einer Kaskade von chemischen Reaktionen, in der die Eiweißkomponenten die entscheidenden Faktoren sind. Dieser Prozess spielt sich um den zellularen Faktor (Thrombozyten) herum ab.

Beobachten wir die Bluteigenschaften bei Primaten und Menschen, sehen wir:[11]

Je primitiver die Primatenart (*Alouatta*), desto weniger rote Blutkörperchen und Hämoglobin weist sie auf. Aber umso mehr weiße Blutkörperchen finden wir bei den weiter entwickelten Primatenarten oder Menschen. Das kann man wie folgt interpretieren: Der O2- Bedarf der primitiveren Primatenart ist geringer und damit benötigen sie auch weniger Porphyrinprozesse in ihrem Blut; umgekehrt ist die Beteiligung des zellulären Anteils ihrer Immunprozesse intensiver.

Innerhalb der Hominidae folgt das Blut des Schimpansen auch im Vergleich zum Menschen selber dieser Tendenz: weniger Hämoglobin (13,6 versus 16,1 g/dl) und mehr weiße Blutkörperchen (8,5 versus 7,5 Tausend/µl). Auf der biochemischen Ebene beträgt ihr Harnstoffwert die Hälfte von dem des Menschen (3,5 versus 7 mg/dl). Auch die Anzahl an Thrombozyten erreicht nicht die Werte, die beim Menschen zum oberen Bereich der physiologischen Spanne gehören (281 versus 400 Tausend/nl).

Diese Daten entsprechen der bisher aufgeführten These zur Rolle des Stickstoffs in der Denkensfunktion bzw. in der Pathogenese der Viralinfekte, die uns beschäftigt.

Genauso wie bei anderen Organen wie Leber oder Lunge weist das Blut der verschiedenen Hominidae innerhalb seines flüssigen Charakters eine andere ‚Form' auf. Diese ‚Form' bzw. plasmatische wie zelluläre Zusammensetzung entspricht ihrer Fähigkeit, eine Ich-Funktion an sich zu binden.

> Jede Wesensart entspricht ihrer jeweiligen Blutform, an die sich ihre zugehörige Ich-Funktion anpassen kann.

---

11 | Die Blutwerte werden durch unterschiedliche Methoden gemessen, so dass die Resultate der verschiedenen Studien nicht immer 1:1 vergleichbar sind. Dazu sind im Vergleich zur Humanmedizin die hämatologischen Studien bei Primaten heute noch sehr anfänglich. Eine vertiefte Studie wäre erforderlich, um unsere Beobachtungen in ihrer Kontur zu bestätigen.

Die übersinnliche Forschung zeigt:

- Würde der Schimpanse menschliches Blut bilden, dann wäre er zu einem in seiner Leiblichkeit unmöglichen Schritt gezwungen, Homo zu werden. Seine Haare würden den hellen Charakter der südasiatischen Hominidae ‚suchen'; seine Haut würde viel feiner werden und die Motorik in seinen Endgliedmaßen viel differenzierter. Dabei würde er unter der Herausforderung, die Intensivierung der Denkensprozesse bewältigen zu müssen, Verdauungs- und Knochenstörungen entwickeln.

- Würde der Mensch Blut vom Schimpansen bilden, würde er eine Neigung zu intensiverer Körperbehaarung (nach der Haarqualität des Schimpansen) erleben; muskulär-rheumatologische Prozesse würden ihn versteifen, und sein Blut würde sich in eine fließunfähige Mischung aus Festem (Areale aus nicht vollständig geronnenem Blut) und Flüssigem (Areale mit einer Serumform von hohen freien Ioneninhalten, die aber unfähig sind, mit dem Körpergewebe in Austausch zu treten) verwandeln. Die Unmöglichkeit, seine Gedanken mit dem Leib zu verbinden, würde unter anderem seinen Atem ins Stocken bringen.

Diese chimärischen Bilder kann man nicht selbstverständlich in der physischen Welt beobachten, nur die übersinnliche Forschung ermöglicht solchen Sondersituationen einen diagnostischen Zugang. Nehmen wir sie als Hypothese und vergleichen sie mit manchen bekannten symptomatologischen Erscheinungen der SARS-CoV-2-Infektion, wie Atembeschwerden, Gerinnungsstörungen, Denkstau, Fatigue..., so ist der Paralellismus offensichtlich.

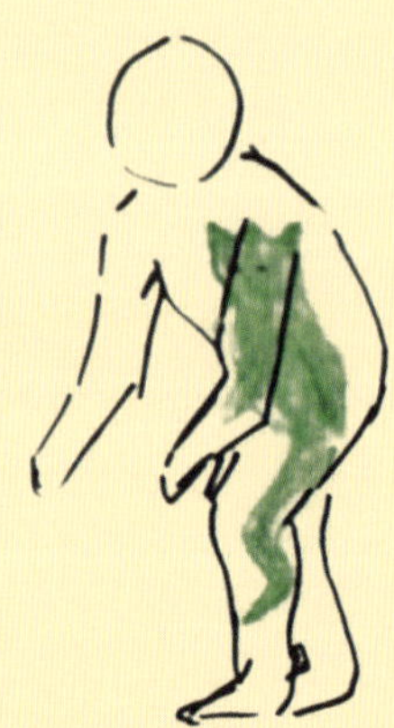

In der Zusammenschau ermöglichen die bisherigen Beschreibungen als Konklusion, die Physiopathologie der SARS-CoV-2 Infekte näher zu verstehen, von den Geruchsstörungen bis zum Fogbrain. Die verschiedensten durch das Virus verursachten Symptome finden eine plausible Erklärung. Nicht weniger bedeutend sind die Veränderungen in der tiefen geistigen Struktur des Menschen, auf die wir in den folgenden Seiten eingehen werden.

II.3. Die Veränderung der Struktur der Wesensglieder durch die Infektion mit SARS-CoV-2: eine neue Form von Porphyrie

„Ich habe das Gefühl, mein Gehirn hat nicht genügend Platz in meinem Kopf."

Aussage eines Longcovid Patienten

Das erste Merkmal der Infektion ist der ‚Versuch' des Ätherleibes, das Wachstum des Kopfes zu fördern (siehe Zeichnung rechts).

Beim Kind ist der Kopf verhältnismäßig größer als beim Erwachsenen. Gleichzeitig ist seine Ich-Anwesenheit noch nicht vollkommen ausgebildet. Die Infektion mit SARS-CoV-2 hat diesen ent-ichenden Charakter: ein Versuch, ‚zurück zu dieser Sonderform von Ich-Anwesenheit bzw. -Abwesenheit' zu gelangen.

Der Impuls ‚zurück zu dieser Sonderform von Ich-Anwesenheit bzw -Abwesenheit' wird die ganze Krankheit kennzeichnen.

Der Angriff auf das Verhältnis Ich – Ätherleib bewirkt über neurovegetative Wege – aus der ätherischen Perspektive betrachtet – eine gewaltausübende Wirkung: nämlich die Verlegung der Physiologie des Denkens auf das Atemsystem.

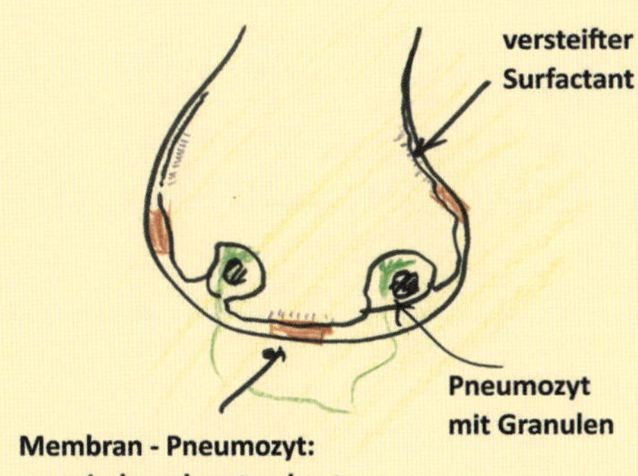

Um diese Verschiebung zu bewerkstelligen, induziert das Virus eine aus dem zentralen Nervensystem kommende Veränderung des Lungenalveolus. Seine Impulse wirken auf die Membranpneumocyten und erzielen dadurch eine Modifikation der Qualität des Surfactants.

Ätherisch betrachtet verhält sich das Epithelium des Alveolus wie ein ependymales Epithelium: die Pneumocyten trocknen ab – im Versuch, aus dem Surfactant einen Liquor zu bilden.

Als Konsequenz wird das Surfactant unfähig, den Gasaustausch zu vermitteln. Neulich hat man von synzytialen Erscheinungen im Alveoliraum bei Covid-Patienten gesprochen: unerklärlich. Unerklärlich, bis man realisiert, dass die Alveoli versuchen, Plexus choroideus funktionell zu imitieren.

Die Haupwirkung richtet sich aber insbesonders auf die Physiologie des Stickstoffs. In den Alveoli wird der Stickstoff in einen Zustand verwandelt, der eigentlich dem Nervensystem angehört, einen Zustand der Bereitschaft, die Synapsen zu unterstützen. Dies verhindert die Resorption von Stickstoff im Blut. Diese Verhinderung verunmöglicht wiederum den Austausch von O2 und CO2 zwischen Blut und Luftraum in der Lunge. Die Bildung von Hydrogencarbonat (HCO3) aus dem CO2 ist aber entscheidend für den Austausch zwischen Liquor und Blut bzw. für die Liquorbildung, womit der Krankheitsprozess sich zu einem Teufelskreis intensiviert.

Die ätherische Physiologie zeigt, dass die Aufnahme von N2 in der Lunge eng mit der ätherischen Dynamik im Os ethmoidale zusammenhängt, der die Bahnen des Nervus olfactorius beinhaltet. Dieses ist ein relevantes Element, um die Physiopathologie der Krankheit in Bezug auf die Betroffenheit des Geruchssinnes zu verstehen. Aber nicht das einzige.

In Zusammenhang mit der Rückentwicklungstendenz, die diese Pathologie kennzeichnet, führt sie die Sinnesprozesse zurück in die Zeit, in der das Jacobson-Organ als Hauptwahrnehmungsorgan galt. Dieser Schritt vollzieht sich durch die Veränderung gesunder intimer biochemischer Prozesse, die physiologisch dem modernen Menschen das Riechen ermöglichen. Die ‚Jacobson-Biochemie' ist nicht kompatibel mit den anatomischen und physiologischen menschlichen Wegen der Geruchswahrnehmung.

Erneut finden wir eine Erscheinung im Ätherischen, die auf diesen ‚Rückschritt' zur Entwicklungstufe der Reptilien hinweist. Daher die häufige Betroffenheit des Geruchssystemes, sogar als erstes Symptom für den Befall. Eine sorgfältige Untersuchung (dank der modernen bildgebenden Untersuchungsmethoden der Neurologie) des Tectum opticum würde wahrscheinlich solche Aspekte bestätigen.

Hinter der Erscheinung verborgen bleibt unsichtbar das eigentliche Ziel solcher Läsionen:

der Angriff auf das Identitätsgefühl des Individuums.

Die oben aufgeführten anatomischen bzw. physiologischen Eigenschaften sollen als Grundlage gelten, um das am Anfang erwähnte neue Element, das das Virus bringt, zu verstehen:

> Covid 19-Patienten haben das Gefühl, als wären ihre Atmungswege wie mit einer Klappe verschlossen, als käme kein Milliliter Luft in dieses versteifte System, als drohe die Erstickung. Die Verschiebung in ihrem Ätherleib von (physiologisch gesunden) Nerven-Denkensprozessen aus dem Kopfpol in das (anatomisch gesunde) Atem-Fühlenssystem schafft einen Zustand, der mit dem gesunden Gasaustausch inkompatibel ist.

Gleichzeitig kann das vegetative System, dieser ‚neuen Anforderung' unterstellt, seine ‚Schutzaufgabe' gegenüber den Verdauungsprozessen nicht erfüllen. Physiologische Prozesse, die normalerweise den Organen angehören, kommen dem zentralen Nervensystem näher. Es folgt eine Bewusstseinsbenebelung (Fogbrain).

Der SARS-CoV-2 verursacht eine Form von *Porphyrie*. Der Stickstoff geht physiologische Sonderwege und landet in einem Übermaß an Pyrrol- bzw. Porphyrinbildung. Betrachten wir das klinische Bild der verschiedenen Formen der Porphyrie und die klinischen Bilder des Covid 19, sehen wir viele Gemeinsamkeiten.

Weniger offensichtlich ist seine Verwandschaft mit einer zweiten gravierenden Pathologie, deren Schlüssel ebenso im Stickstoff zu finden ist. Auch von Multipler Sklerose betroffene Menschen kumulieren in den ätherischen Räumen ihres Gehirnes ein übermäßig großes Ausmaß an Amonium-Radikalen (die eigentlich in der Nierenfunktion ihren physiologischen Platz finden würden). In diesem Fall geht die Funktionsverschiebung aus den Nierenorganen zu den Nervenorganen, welches langsam zur Atrophie der Nervenbahnen führt.

Insgesamt können wir die Veränderung in der Struktur der Wesensglieder wie folgt beschreiben:

- Aus dem Astralplan erscheint ein Wesen (viralen Charakters), welches, nachdem es in die astrale Hülle des Menschen Zugang findet, einen evolutiven Rückschritt bewirkt.
- Im Astralleib findet ein verfrühter Prozess der Ablösung der Denkenskräfte vom Kopfpol des Menschen statt – nur nicht zu einem ‚leibfreien Denken', sondern tiefer im Leiblichen versunken.
- Im Ätherleib vollzieht sich dieser Rückschritt durch Dynamiken, die in einer früheren Entwicklungsstufe physiologisch sind: Kinderkörperverhältnisse, reptilianische Nervenprozesse, Primaten-Blutprozesse.
- Im physischen Leib bewirkt es die beschriebenen Veränderungen im Liquor, im Blutsystem bzw. in der Biochemie.

II.4. SARS-CoV-2: Ein Angriff auf die geistige Entwicklung des Menschen in unserer Kulturepoche

Auf geistiger Ebene erzeugt der SARS-CoV-2 eine verfrühte Form einer Entwicklungsstufe, die uns Menschen noch bevorsteht. Die Bildung der Gedanken erfordert den ordentlichen Verbrauch des Stickstoffs, wie oben skizziert. Die Ablösung der Denkenskräfte vom Zentralnervensystem soll sehr wohl erfolgen: in der Form einer nicht mehr an die Materie gebundenen geistigen Fähigkeit – des leibfreien Denkens –, nicht jedoch durch die Auflösung in andere körperliche Funktionen. Letzteres repräsentiert einen involutiven Schritt auf dem geistigen Pfad des Menschen.

Das Merkmal unserer Zeit ist die Zeitverwirrung. Die oben genannte ‚verfrühte' Zukunftserscheinung ist nur möglich durch das Eintreten veralteter Vergangenheitsprozesse:

- Auf paläontologischer Ebene führen Prozesse, die in der reptilianischen Stufe physiologisch sind, zur Erkrankung der ätherischen Physiologie des modernen Menschen.
- Auf paläoanthropologischer Ebene verunmöglichen Blutsprozesse, die zu einer früheren Hominidae-Stufe gehören, die Verbindung der Ich-Funktion mit unserem modernen Blut.
- Auf sozial-historischer Ebene kann man unter anderem folgende drei Aspekte erwähnen:
    - Das neurologische Syndrom bringt die Denkensphysiologie der früheren persischen Epoche in die Gegenwart. Damals gab es noch eine Öffnung des menschlichen Kopfpoles zum Astralplan, so dass das Denken des Menschen von diesem geleitet wurde. (Das war der Daseinsgrund des Zikkurat.)
    - Die zu diesem Geschehen historische Fortsetzung, die Ausreifung der neuronalen Prozesse im modernen Gehirn als Aufgabe, wie sie von dem ägyptischen Impuls erfüllt wurde, wird verhindert bzw. zurückentwickelt.
    - Der nebulöse Verstand auf der Suche nach der Leere im Denkensraum, der als zeitgemäße Aufgabe der indischen Epoche seinen notwendigen Impuls geleistet hat, wird jetzt unzeitgemäß wieder aufgerufen.

Covid 19 erscheint als eine neue Pandemie wie damals die Pest oder der HIV. Er ist aber in keinster Weise als „noch eine..." zu verstehen. Er ist ein Paradigmawechsel, welcher die intime spirituelle Struktur des Menschen betrifft. HIV vermittelte Ahriman die Herrschaft über den Ätherleib des Menschen. Covid-19 hat ihm die Bahn gebrochen zu den Gliedern des Ich. Die Wirkung ist umso subtiler. Die Zeitverwirrung ist in die intime Physiologie des Menschen eingedrungen. Dies ist ein absolutes Novum in der Weltentwicklung, dessen Konsequenzen von der geistigen Führung durch das Ich nicht so einfach zu bewältigen sein werden.

Ziel dieses Zustandes ist es, unser Ich nicht als Substanz Gottes, sondern als Göttlichkeit wahrzunehmen, und dies durch die Emporhebung der Doppelgängerkräfte auf die Ich-Ebene. In der Konsequenz kann man die Wirkung auf die höheren Glieder des Ich wie folgt charakterisieren:

- Annulierung des MANAS
- Ablösung des BUDDHI durch Ahriman
- ATMAN bleibt in seiner Souveränität unerreichbar, noch unter dem Schutz der höheren Wirkung des Buddha

Anders formuliert: die unzeitgemäße Verwirklichung des brahmanischen Ideals.

Der SARS-CoV-2
bewirkt eine Schicksalsverhinderung,
indem er die kulturhistorische Aufgabe unserer Zeit
verunmöglicht.

Aussichten

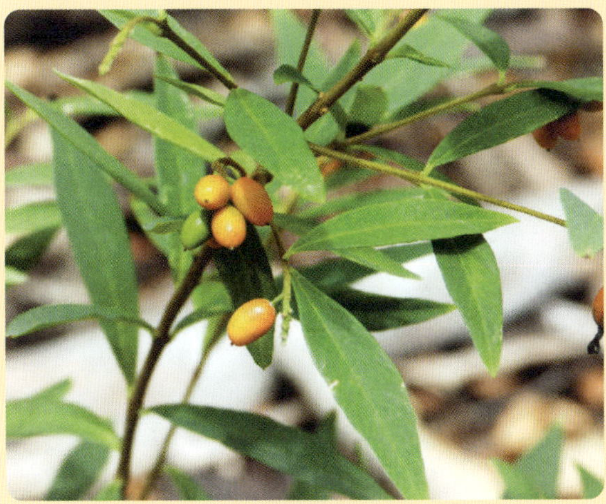

Die Vertiefung der historischen Dimension dieser Pathologie sprengt den Rahmen dieses Heftes. Die Covidpandemie hat für sich ein neues Paradigma in der Welt installiert. Um diesen Gedanken in seiner Tiefe zu verdeutlichen, ist eine gesonderte schriftliche Darstellung erforderlich, die in Heft 4 einen geeigneten Rahmen finden wird.

Auf der individuellen Ebene sehen wir heute Menschen, in ihrem Wesen betroffen, in oft heftigen Notzuständen um ihr Leben ringen. Selbstverständlich, in einem medizinischen Notzustand, kann man nur eine intensive Medizin anwenden, in der Hoffnung, den Patienten zu retten. In den meisten Fällen gibt es aber die Möglichkeit, den Verlauf der Krankheit in einer naturgemäßen, konservativen Form zu beeinflussen, in der Absicht, die beschriebenen Veränderungen der tiefen Struktur des Menschen zu vermeiden.

Aus der Sicht der Ästhetischen Heilkunst soll vorerst erwähnt werden:

- Wird geimpft, birgt ein fremdes mRNA unvorhersehbare Risiken, wie zum Beispiel die Entfernung des Menschen von sich selber in einer subtilen Form. Depressive Episoden, Bewusstseinsveränderungen können als neurologische Sondererscheinungen die Folge sein.
- Schon sind wir mit den langfristigen Konsequenzen dieser Krankheit konfrontiert (Longcovid). Unerklärliche Symptome beeinträchtigen das Leben der Patienten – zur Zeit ohne Aussicht auf irgendeine konkrete Therapieform (siehe die Ähnlichkeit dieses Zustandes mit den bekannten klinischen Bildern der verschiedenen Porphyrieformen).

- Es ist zu erwarten, dass auch asymptomatische Patienten mit der Zeit manche ‚Späterscheinungen' zeigen werden, auf die wir heute noch nicht vorbereitet sind.
- Die beschriebenen Änderungen in der ätherischen Physiologie zeigen einen Weg, wie geeignete Kräfte der Natur in homöopathischer Zubereitung zu Hilfe gerufen werden können.

Dieser wichtige Aspekt erfordert eine klinische Studie, um in kohärenter und präziser Form definiert zu werden. Sein Ansatzpunkt wäre, Naturkräfte zu eruieren, die an der ätherischen Hülle des Patienten vor allem zwei pathologische Veränderungen kompensieren sollen:

- Anzustreben wäre der Ausgleich der übermäßigen Verdichtung des Wärmeorganismus in der Lunge in geeigneter Form, mittels einer Anregung des Luftorganismus.
- Die im zentralen Nervensystem gestauten Stickstoffprozesse sollen ihren natürlichen Ausscheidungsbahnen zugeleitet werden. (Das könnte sogar zur Erscheinung eines ‚pseudoporphyrinischen Urins' führen; es wäre dann nur ein Zeichen der Umkehr der Pathologie in physiologische Bahnen.)

Nachwort

Die Ursache der Krankheit, die uns jetzt beschäftigt, kann man nicht auf ein schlichtes Bild beschränken. Sie ist gewiss plurifaktoriell.

Wesentlich jedoch ist es, ihre Pathophysiologie in ihren Tiefen zu eruieren, gar in erster Linie, um den betroffenen Menschen zu helfen. Heute sind die therapeutischen Maßnahmen vor allem symptomatischer/konservativer Natur, um die Lebenskraft des Patienten zu erhalten. Es gibt also keine Behandlung, deren Ziel sich auf die tiefen physiopathologischen Wurzeln richtet.

In der Physiologie des physischen Leibes offenbart sich der Geist. Die Korrespondenz dieser beiden Wesensglieder in konkreter Form zu erkennen, ist eine Aufgabe der zu unserer Zeit gehörenden Ästhetischen Heilkunst.

Ziel der Infektion des SARS-CoV-2
ist nicht die Erkrankung unseres physischen Atmens,
sondern die der Denkensfähigkeit unserer Seele.

Homo und Gäa erleben eine Not,
ein tiefes Bedürfnis nach Wahrheitstreue.

Die heutige medizinische Technik verfügt über Möglichkeiten, sowohl analytischer wie bildschaffender Art, die es ermöglichen, in den Tiefen der pathologischen Veränderungen des physischen Leibes Einblick zu erhalten.

Lernen wir, diese wunderbaren Errungenschaften mit einem neuen Denken zu begleiten, dann werden diese Geräte unsere Sinne erweitern, anstatt unsere Diagnose zu ersetzen.

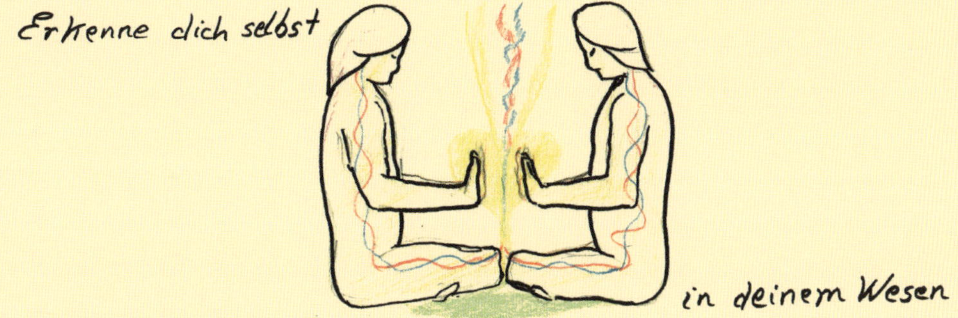

Inhaltsverzeichnis

Die neue Astralisierung der unteren Wesensglieder durch die Infektion mit SARS-CoV-2

Zitate

S. 3: Rudolf Steiner: Landwirtschaftlicher Kurs (GA 327), -Rudolf Steiner Verlag, Dornach, 1999, S. 71-72
S. 5: Friedrich Schiller: Medizinische Schriften, Buchgabe der Deutschen Hoffmann-La Roche AG, Druck Wilh. Friedr. Mayr, Miesbach/Obb., 1959, S. 22
S. 6: Hesiod: Theogonie, II, 125
Deutsche Übersetzung: https://files.hanser.de/Files/Article/ARTK_LPR_9783446246157_0001.pdf (abgerufen 16. Januar 2021)
S. 7: Friedrich Schiller, op. cit., S. 37-38
S. 10: Ovidio: Metamorphosis, Libri I, 79-85
Deutsche Übersetzung: https://www.lateinheft.de/ovid/ovid-metamorphosen-liber-primus-die-vier-weltalter-ubersetzung (abgerufen 16. Januar 2021)
Rudolf Steiner: Okkulte Physiologie (GA 128), Rudolf Steiner Verlag, Dornach, 1971, S. 101
S. 21/22: Proust, Marcel: A la recherche du temps perdu, Du côté de chez Swann, GF Flammarion, Paris, 1987, S. 140-145, https://www.amisdeproust.fr/images/DocsPdf/la_madeleine.pdf (abgerufen 16. Januar 2021)
Deutsche Übersetzung: Auf der Suche nach der verlorenen Zeit I, Unterwegs zu Swann, Suhrkamp Verlag, Frankfurt/M., 2020, S. 70-71
S. 24: Kodex Hammurapi, § 57, https://deutschebundesregierung.wordpress.com/2018/02/23/babylon-gesetze/ (abgerufen 16. Januar 2021)
S. 29: Friedrich Schiller, op. cit., S. 38
S. 35: Rudolf Steiner: Landwirtschaftlicher Kurs (GA 327), Rudolf Steiner Verlag, Dornach, 1999, S. 21
S. 37: Rudolf Steiner: Okkulte Physiologie (GA 128), Rudolf Steiner Verlag, Dornach, 1971, S. 121
S. 38: Rudolf Steiner: Okkulte Physiologie (GA 128), Rudolf Steiner Verlag, Dornach, 1971, S. 133
S. 38: Rudolf Steiner: Landwirtschaftlicher Kurs (GA 327), Rudolf Steiner Verlag, Dornach, 1999, S. 66-67
S. 38, Fußnote: Rudolf Steiner: Okkulte Physiologie (GA 128), Rudolf Steiner Verlag, Dornach, 1971, S. 163
S. 39: Rudolf Steiner: Okkulte Physiologie (GA 128), Rudolf Steiner Verlag, Dornach, 1991, S. 100
S. 39: Rudolf Steiner: Landwirtschaftlicher Kurs (GA 327), Rudolf Steiner Verlag, Dornach, 1999, S. 218

Bildnachweise

Alle Zeichnungen auf den Seiten 8, 9, 13, 15, 16, 17, 18, 22, 30, 34, 40, 41, 44, und 45 sind von Elaim Gairo/ © Elaim Gairo.

Titelseite: Leonardo da Vinci/Paris Orlando/https://commons.wikimedia.org/wiki/File:Vitruvian_Man_by_Leonardo_da_Vinci.jpg/Lukáš Mižoch/https://commons.wikimedia.org/wiki/File:Porphyrin.svg/EBV H. Fößel; S. 3: André Zimmermann/André Zimmermann/EBV H. Fößel; S. 5: Schnorr Von Carolsfeld/Gray Egg/IStock Photo; S. 6 oben: Bibi Saint-Pol/ https://upload.wikimedia.org/wikipedia/commons/4/4e/Aion_mosaic_Glyptothek_Munich_W504.jpg; unten: Giovanni Francesco Romanelli/pl.pinterest.com/https://commons.wikimedia.org/wiki/File:Romanelli_Chronos_and_his_child.jpg: S. 8: Corey Ford/Alamy Stock Foto/EBV H. Fößel; S. 9: Rkmajora/https://commons.wikimedia.org/wiki/File:Plesiadapis2.jpg/EBV H. Fößel; S. 12 oben: Autor unbekannt/https://images.app.goo.gl/Wh5tWKyietXBDsbC9; unten: James Balaban/123RF/ S. 13 oben: MichaelaS/Shutterstock/EBV H. Fößel; Mitte: Autor unbekannt/https://dino.wikia.org/es/wiki/Apidium/CC-BY-SA/EBV H. Fößel; S. 14 oben: Autor unbekannt/https://www.reddit.com/r/likeus//EBV H. Fößel; Mitte: C. Owen Lovejoy et al.: Combining Prehension and Propulsion: The Foot of Ardipithecus ramidus, Science 326, 72 (2009)/ https://www.researchgate.net/publication/40446791_Combining_Prehension_and_Propulsion_The_Foot_of_Ardipithecus_Ramidus/EBV H. Fößel; unten: Reader, John/Science Photo Library; S. 15: Mitte: Eric Lafforgue/Alamy Stock Foto/ EBV H. Fößel; unten: Toothless99/https://prehistoricearth.fandom.com/wiki/Australopithecus/CC-BY-SA/EBV H. Fößel; S. 17 oben: David Braun/https://apps.derstandard.de/privacywall/story/2000104275707/weltweit-aelteste-steinklingen-in-aethiopien-entdeckt/EBV H. Fößel; unten: Anton, Mauricio/Science Photo Library; S. 19:Rameessos/https://commons.wikimedia.org/wiki/File:AltamiraBison.jpg; S. 20: Tabelle und Graphik: Elaim Gairo; S. 21:Microsoft Encarta Professional 2003/https://www.uni-due.de/imperia/md/content/berufspaedagogik/arbeitundberuf_2008.pdf; S. 23: Autor unbekannt/https://de.wikipedia.org/wiki/Datei:Neolithische_Jagdhunde.png/EBV H. Fößel; S. 24 oben: Smith Archive/Alamy Stock Foto; unten: Mbzt/https://commons.wikimedia.org/wiki/File:P1050763_Louvre_code_Hammurabi_face_rwk.JPG/ EBV H. Fößel; S. 25: Siren-Com/https://it.wikipedia.org/wiki/File:Ramses_II_d%C3%A9tail_Abydos.jpg; S. 26: Cornelis Cort/Achenbach Foundation for Graphic/https://commons.wikimedia.org/wiki/File:Hercules_Killing_the_Lernean_Hydra.jpg; S. 29: Leonardo da Vinci/Paris Orlando/https://commons.wikimedia.org/wiki/File:Vitruvian_Man_by_Leonardo_da_Vinci.jpg; S. 33: Old Egg/https://basketrange.blogspot.com/2013/12/mahuikas-tale-no-18-hotupuku-lizard.html; S. 35: Lukáš Mižoch/https://commons.wikimedia.org/wiki/File:Porphyrin.svg/EBV H. Fößel; S. 36: Jacob Peter Gowy/ https://commons.wikimedia.org/wiki/File:Gowy-icaro-prado.jpg; S. 38: Yikrazuul/https://commons.wikimedia.org/wiki/File:D-Glutamic_acid.svg; S. 40: Kerstin Wanstrath/https://www.fotocommunity.de/photo/sphingen-allee-vor-dem-pylon-des-kerstin-wanstrath/32795068; S. 41: Emeldir /https://commons.wikimedia.org/wiki/File:3-(2-aminoethyl)-1H-indol-5-ol_200.svg; S. 51: Autor unbekannt/https://fortbushlandreserve.wordpress.com/2012/03/18/wikstroemia-indica https://images.app.goo.gl/NPrBxsok4SC9nobB8; Rückseite: Kunstverlag d. A. G. für Automatischen Verkauf/Goethezeitportal/http://www.goethezeitportal.de/wissen/illustrationen/brueder-grimm/schneewittchen.html.

Trotz ernsthaften Bemühens ist es uns nicht immer gelungen, Autor und Quelle vollständig zu ermitteln. In diesen Fällen hoffen wir auf Ihr Verständnis und erbitten Ihr nachträgliches Einverständnis.

Impressum

1. Auflage 2021
Verlag Vier Himmelsrichtungen gUG
(haftungsbeschränkt), D-15526 Reichenwalde

Layout: Helga Fößel, Berlin
Produktion: finedesign – Büro für Gestaltung, Berlin
Lektorat: Gerold Aregger, Bern
Umschlagentwurf: Elaim Gairo
Druck: Maren Thomsen GmbH, Berlin

ISBN 978-3-9818346-6-6
www.verlag-vier-himmelsrichtungen.de